あなたの健康寿命は「葉酸」で延ばせる

脳梗塞・認知症を遠ざける最強ビタミン

香川靖雄

JN137799

ワニブックス
|PLUS|新書

はじめに

私は現在、多くの先生方と協力しながら葉酸の研究を行っています。研究を始めたきっかけは、1998年にアメリカがすべての穀類への葉酸添加を義務づけたことでした。アメリカではその翌年から脳卒中が激減。さらに、要介護者が減少して健康寿命が延伸されるという目覚ましい成果を知り、葉酸に興味を持ったのです。

さまざまな研究から、葉酸不足と脳卒中、心筋梗塞、うつ病、骨粗しょう症といった病気の関連が指摘されています。それだけではありません。高齢化が進む日本で大きな課題となっている認知症も、葉酸の不足によって発症のリスクが高まることがわかっているのです。こうした葉酸の重要性を知り、穀類への葉酸添加を法律で義務づけている国は増え続けており、その数は82カ国にのぼります。また、多くの国々が葉酸の1日あたりの摂取推奨量を400マイクログラムとしています。

日本でも少しずつではありますが、葉酸への関心が高まりつつあるようです。2018年1月17日に放送されたNHK『ガッテン!』の「動脈硬化&認知症からカラダを守れ！」、２０２０年2月4日の『あさイチ』の「葉酸フル活用術」では、注目のビタミンとして葉酸が取り上げられ、私も出演して葉酸の必要性をお話ししました。また、番組内では葉酸摂取を推奨している埼玉県坂戸市の葉酸プロジェクトも紹介され、こちらも大きな話題となりました。

しかし、日本ではまだ、葉酸の穀類への添加は義務づけられていません。葉酸の推奨量は２４０マイクログラムと、世界水準の４００マイクログラムより大幅に低く設定されています。国に葉酸の推奨量を４００マイクログラムにするよう働きかけてはいますが、いつになることかわかりません。このままでは、認知症や生活習慣病の方の数は増加の一途をたどるでしょう。その流れを少しでも食い止めたいとの思いから書いたのが本書です。本書では、葉酸の効果はもちろんのこと、世界各国の葉酸事情から葉酸を効率よく摂取する方法まで説明しています。本書がみなさまの健康寿命を延伸する一助になれたなら、これほどうれしいことはありません。

女子栄養大学副学長　香川靖雄

第3章　血管の内膜をキレイにして、高血圧・糖尿病・認知症を防ぐ

第5章 人生100年時代を健やかに生きる

第1章

葉酸を知らないと長生きできない!?

●葉酸が不足していませんか？

次の項目のうち、当てはまるものをチェックしてください。

【葉酸不足チェックリスト】

□粗食がいちばんなので、基本は一汁一菜のみ
□菜食主義者で、肉、魚は食べない
□野菜が不足しがちだ
□朝食を抜くなど、1日3食を摂れないことが多い
□外食が多く、ファストフードや丼ものなどを好んで食べる
□野菜は大根、白菜、玉ねぎ、レタスなど色の薄いものを好んで食べる
□倦怠感やめまいなどの症状がある
□口内炎ができやすい

□下痢をしやすい
□アレルギー症状がある
□風邪を引きやすい
□血糖値が高いと指摘されたことがある
□骨密度が低い、骨量が少ないと指摘されたことがある
□落ち込みやすい、やる気が出ないなど、うつ気味だ
□最近、もの忘れが多くなってきた
□肌あれ、シミ、シワ、髪の毛のパサつきなど、美容面で悩みがある
□肩こり、腰痛に悩んでいる
□65歳以上である

３つ以上当てはまった人は、葉酸が不足している可能性があります。葉酸が不足すると、動脈硬化、脳卒中、心筋梗塞、認知症、糖尿病、骨粗しょう症、慢性腎臓病、うつ病、加齢黄斑変性、貧血など、さまざまな病気の発症リスクが高まります。

本書を参考にして、葉酸を毎日４００マイクログラム摂取するよう心がけましょう。

●日本人だけが認識不足の葉酸

「葉酸」という栄養素をご存じですか?

妊娠中の女性に対しては特に摂取が推奨されているため、妊娠経験のある人、あるいは妊婦さんが身内にいらっしゃる人なら、耳にしたことがあるかもしれません。しかし、葉酸がどのような働きをし、不足するとどのようなリスクがあるのかを、詳しく知っている人がどれほどいるでしょうか。

葉酸は1941年に発見された、比較的新しい栄養素です。ほうれん草の抽出物から見つかったため、ラテン語の「葉」を意味するfoliumと、「酸」を意味するacidから、「葉酸（folic acid）」と命名されました。ちなみに、folic acidを「葉酸」と訳したのは、100歳を超えてなお現役医師として活躍され、105歳で亡くなられたあの日野原重明先生です。

葉酸は、ビタミンという名前こそついていませんが、じつはビタミンの一種。ビタミンB_{12}やビタミンB_6などと同じ、ビタミンB群に分類されています。過去には、ビタミンM、ビタミンB_9と呼ばれたこともあります。詳しくは４章で説明しますが、葉酸を多く含む食品は、ブロッコリー、グリーンアスパラ、枝豆など。牛や豚のレバーなどにも多く含まれます。

私たちは、葉酸をはじめとするビタミンを体内で合成できませんから、食べ物などから摂取する必要があります。しかし、近年、食生活の変化や栄養バランスの乱れから、葉酸不足の人が増えています。

「葉酸なんてあまり聞いたことがない。ビタミンが不足しても、たいした問題にはならないでしょ？」

「妊娠中の女性だけが摂ればいいんだよね。自分には関係なさそう」

そう思っている人は、いますぐ認識を改めることをおすすめします。なぜなら、葉酸は、性別や年齢に限らず、私たちが年老いても健やかに、自分らしく生きるうえで大変重要な栄養素だからです。

ただ、葉酸の発見は１９４１年と遅く、ほかのビタミンに比べると研究が遅れがちだったこともあって、１９９０年代になるまであまり重視されていませんでした。

ところが、１９９０年代になって、妊娠中に葉酸が足りないと無脳症や二分脊椎《にぶんせきつい》症といった先天性の異常を起こした赤ちゃんが生まれることが判明。これをきっかけに、葉酸は注目を浴びるようになり、さまざまな研究がスタートしたのです。

詳しくは後述しますが、葉酸には次のような働きがあることがわかっています。

図表01　ビタミンの種類

脂溶性		ビタミンA
		ビタミンD
		ビタミンE
		ビタミンK
水溶性	ビタミンB群	ビタミンB_1
		ビタミンB_2
		ナイアシン
		ビタミンB_6
		ビタミンB_{12}
		葉酸
		ビオチン
		パントテン酸
		ビタミンC

●DNAの合成をサポート

ＤＮＡ（デオキシリボ核酸）は遺伝子の本体であり、細胞の遺伝情報が書かれた、いわば体の設計図です。細胞が分裂して増えていくとき、ＤＮＡの情報がコピーされていきますが、葉酸には、このコピー時にミスが起こらないようサポートする働きがあります。

●細胞の修復

葉酸は細胞の修復にも役立っています。葉酸が不足すると、細胞の修復がスムーズにいかず、口内炎、下痢、腰痛、肩こりなどの症状が現れることがあります。

●正常な赤血球をつくる

貧血にはいくつかの種類があります。そのうち、巨赤芽球性《きょせきがきゅうせい》貧血は、赤血球の機能低下によって起こります。葉酸にはこの赤血球の機能の低下を防ぐ働きがあるのです。

このほか、認知症や脳卒中、骨折なども、葉酸不足との関係が指摘されています。

さらに、近年の研究から、葉酸にはホモシステイン（悪玉アミノ酸）を無害化する働きがあることがわかりました。ホモシステインは動脈硬化のリスクを高め、ひいては脳卒中、心筋梗塞などの引き金にもなります。葉酸にはその予防効果があるということで、世界中で葉酸に注目が集まっているのです。

●老化の原因は「悪玉アミノ酸」だった

私たちが心身ともに健康に生きていくためには、必要なすべての栄養素を過不足なく充足しなくてはいけません。私たちの体に必要な栄養素は、炭水化物、脂質、たんぱく質、ビタミン、ミネラルに大別されます。

たんぱく質は筋肉や臓器、髪の毛、爪など体の構成成分になります。このたんぱく質は、20種類のアミノ酸で構成されています。このうちの9種類は体内で合成することができず、食事から摂らなくてはいけません。これらを必須アミノ酸と呼びます。

必須アミノ酸のなかに、メチオニンというアミノ酸があります。メチオニンは代謝される過程でホモシステインというアミノ酸になります。ホモシステインは、体内のさびつきを抑えるグルタチオン、肝臓の健康や高血圧予防などに役立つタウリンといった体に有用な物質の材料となります。しかし、代謝がうまくいかないとホモシステインばかりが多くなってしまいます。

近年、このホモシステインの増えすぎがさまざまな病気を引き起こすことがわかってきました。たとえば、ホモシステインが血液中で増えすぎると、血管の内側の細胞を傷つけるなどして動脈硬化の危険率を高めます。動脈硬化は、心筋梗塞や脳卒中、さらには認知症の原因となるため、ホモシステインは「悪玉アミノ酸」ということができ

図表02　ホモシステインが招くさまざまな病気

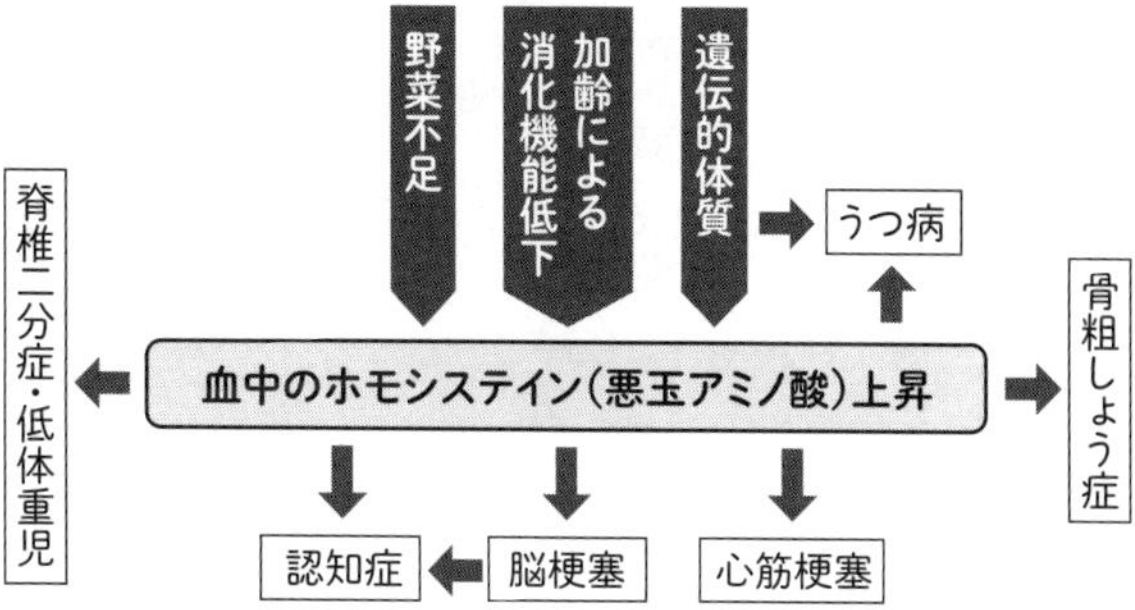

ます。

またホモシステインは、血管や脳、骨において活性酸素を発生させます。活性酸素は、簡単にいえば、老化の原因となる物質のことです。シミやシワの原因ともいわれていますから、特に女性は聞いたことがあるかもしれません。この活性酸素の発生も、脳の萎縮や骨粗しょう症、動脈硬化の原因になっているのではないかと考えられています。

私たちの健康を脅かすホモシステイン。その代謝を促し、無害化する働きが葉酸にあることが、近年の研究から明らかになってきました。図表03は、ホモシステインの代謝に葉酸がどのように関わっているかを表わしたものです。

繰り返しになりますが、ホモシステインの大もとはメチオニンという必須アミノ酸です。私たちが牛肉や魚、レバー、牛乳、小麦粉などを食べると、それらの食べ物に含まれていたたんぱく質は体内でアミノ酸に分解されます。アミノ酸は肝臓に運ばれ、肝臓で分解、あるいは別の物質につくり替えられます。メチオニンの場合は、代謝する過程でホモシステインが発生します。このとき、葉酸が十分にあれば、ホモシステインはそのまま血中に出ず、代謝によって再びメチオニンへとリサイクルされます。

　ところが、体内に葉酸が不足していると、代謝経路に異常が発生し、ホモシステインがメチオニンにリサイクルされることなく余ってしまいます。余ったメチオニンは血中へと流れ出て、血中のホモシステイン濃度が上昇。やがて、動脈硬化、認知症、骨粗しょう症といった病気を引き起こすのです。つまり、葉酸をし

図表03　ホモシステイン（悪玉アミノ酸）の代謝経路

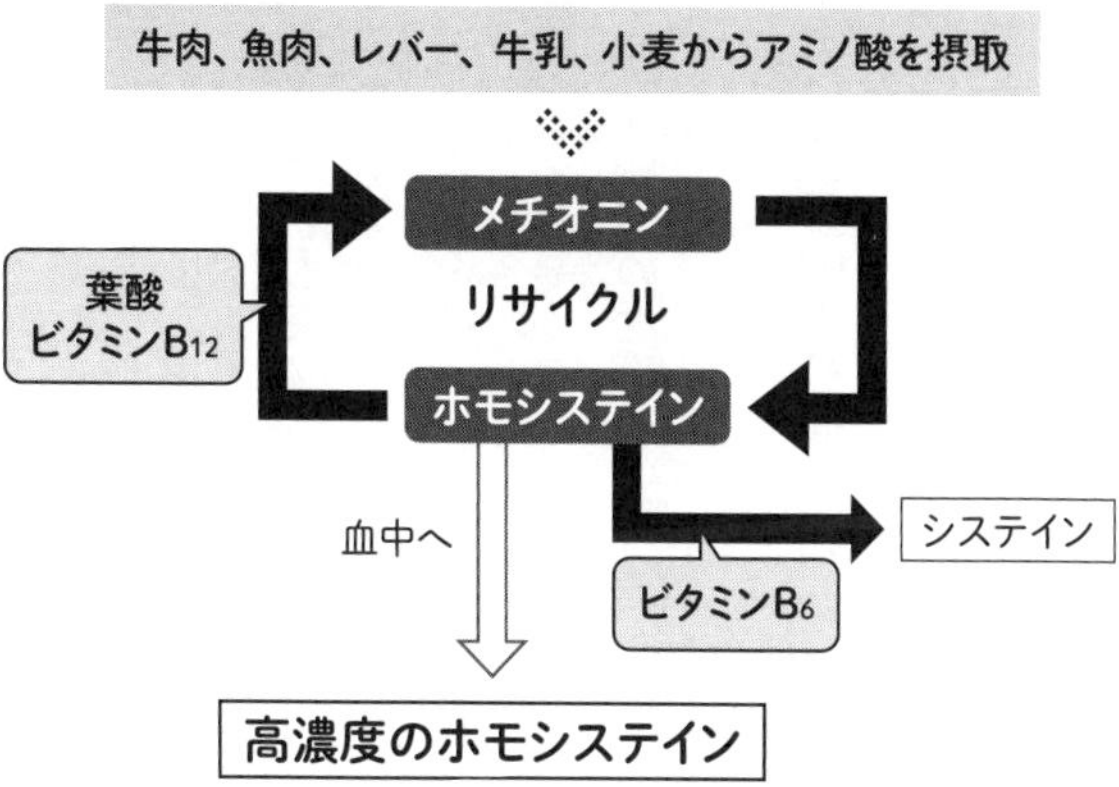

っかり摂取できていれば、メチオニンが正常に代謝されて、さまざまな健康リスクが下がるというわけです。

とはいえ、葉酸だけを摂っていればいいというわけではありません。図表03を見ると、葉酸の文字のすぐそばにビタミンB_{12}と書かれています。メチオニンの正常な代謝にはビタミンB_{12}も欠かせません。加えて、ビタミンB_6も必要です。ホモシステインは、メチオニンにリサイクルされる代謝経路のほかに、「システイン」に変わる経路もあります。システインは抗酸化物質で、シミの生成を抑える働きがあります。葉酸をはじめ、ビタミンB_{12}、ビタミンB_6をしっかり摂ることが健康への近道といえるでしょう。

●NHK『ガッテン！』『あさイチ』でも取り上げた葉酸のパワー

二分脊椎症という病気をご存じでしょうか。二分脊椎症は、生まれながらにして脊椎（背中の骨）の一部が形成不全となり、本来ならば脊椎の管のなかにあるべき脊髄が、脊椎の外に出てしまう先天性疾患の１つです。

脊髄は、大脳からの指令を体中に伝える重要な器官。脊椎の外に出てしまった脊髄は癒着や損傷を起こし、さまざまな神経障害を引き起こします。手術を受けても、下肢の動きに支障があったり、知覚が麻痺したり、排尿・排便に障害が残ったりすることが多いのです。また、水頭症を併発することが多く、知的障害や学習障害が出る場合もあります。この二分脊椎症の原因の1つが、妊娠中の母親の葉酸不足です。また、葉酸不足は、無脳症、脳瘤《のうりゅう》などの先天性の神経管閉鎖障害につながる恐れもあります。

２０１８年1月17日に、ＮＨＫの情報番組『ガッテン！』、２０２０年2月４日の『あさイチ』で葉酸のパワーが取り上げられました。『ガッテン！』では、オタマジャクシを使った実験も紹介されました。

オタマジャクシを2つのグループに分け、1つのグループには葉酸が豊富なほうれん草とレバーをエサとして与えます。もう1つのグループには、普通のエサを与えます。後日、２つのグループを比較したところ、葉酸をたっぷり摂取したオタマジャクシはたくさんカエルになりましたが、葉酸が足りないオタマジャクシはカエルになれる数が少なかったのです。

オタマジャクシは人間でいえば胎児です。人間の胎児も同じように、成長には葉酸が不可欠。胎児はあれほど小さな体にもかかわらず、大人と同じくらいの量の葉酸を必要としているのです。

二分脊椎症をはじめとする先天性神経管閉鎖障害を防ぐには、母親が葉酸をしっかりと摂取することが重要です。

葉酸摂取により、新生児障害（神経管

図表04　各国の二分脊椎症発生数の推移

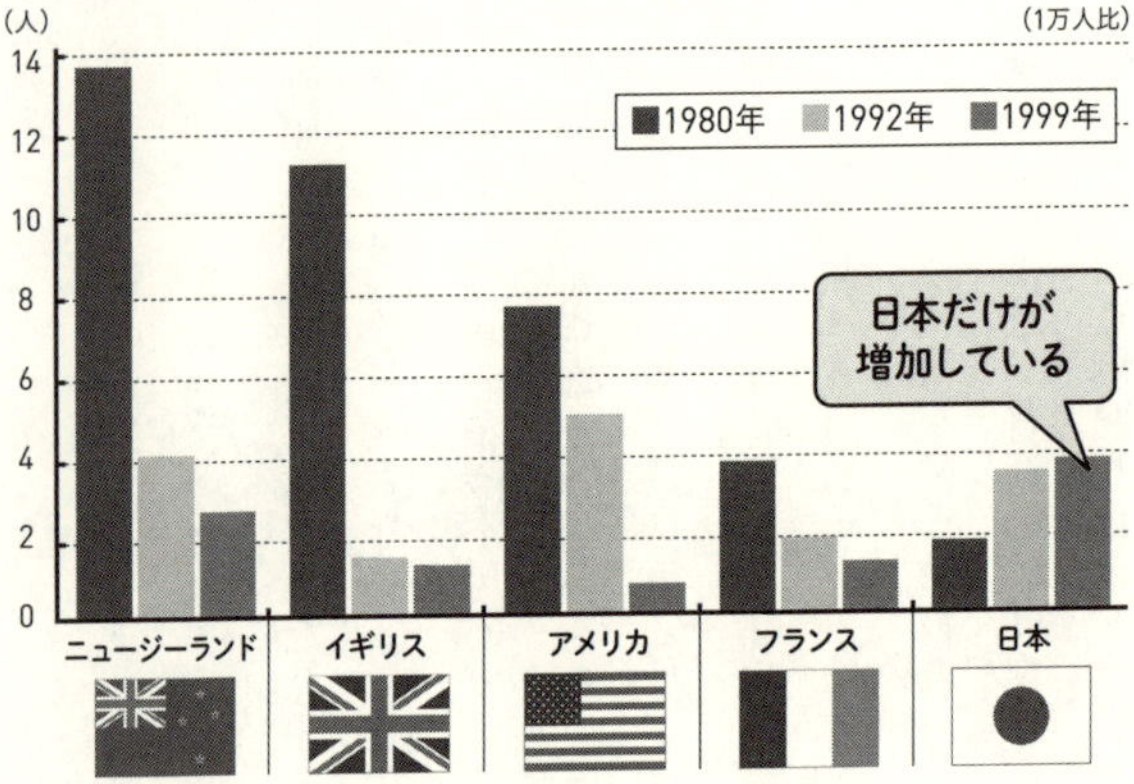

公益社団法人　日本産婦人科医会の資料より

閉鎖障害）の50～70％を予防できることが科学的に証明されており、これはいまや世界の常識となっています。後ほど詳しく説明しますが、葉酸の摂取を推奨している諸外国では、葉酸の摂取を推奨して以来、二分脊椎症の発生数が明らかに減少していま す。ところが、日本だけはその逆で、二分脊椎症の発生数が増加しているのです（図表04）。

２０００年、厚生省（現厚生労働省）は妊娠前４週から妊娠初期（妊娠12週）の女性に、食事やサプリメントから、１日４００マイクログラムの葉酸摂取をすすめる通知を出しました。しかし、残念ながら、この通知は浸透しているとはいい難く、神経管閉鎖障害の発症率は減少していません。そもそも、推奨量の４００マイクログラムも、じつは必要量にはまったく足りていません。国際的には、６００マイクログラムとなっています。

なお、妊娠前４週から妊娠初期（妊娠12週）の女性が対象なのは、胎児の中枢神経系、四肢、心臓などが形成される妊娠7週未満に十分な葉酸を摂っていることが大切だからです。胎児の先天性神経管閉鎖障害を防ぐには、葉酸を摂るタイミングも重要なのです。

2章で取り上げている埼玉県の坂戸市では、婚姻届提出時および母子健康手帳交付時に、葉酸の働きと摂り方をまとめた冊子と、同市が提携をしているハウスウェルネスフーズ株式会社の葉酸関連商品（『新玄米 サプリ米 葉酸米』）を贈呈しています。そのタイミングで葉酸を摂りはじめないと、間に合わない可能性があるからです。

妊娠を望む女性は、妊娠する前からしっかりと葉酸を摂るようにしましょう。

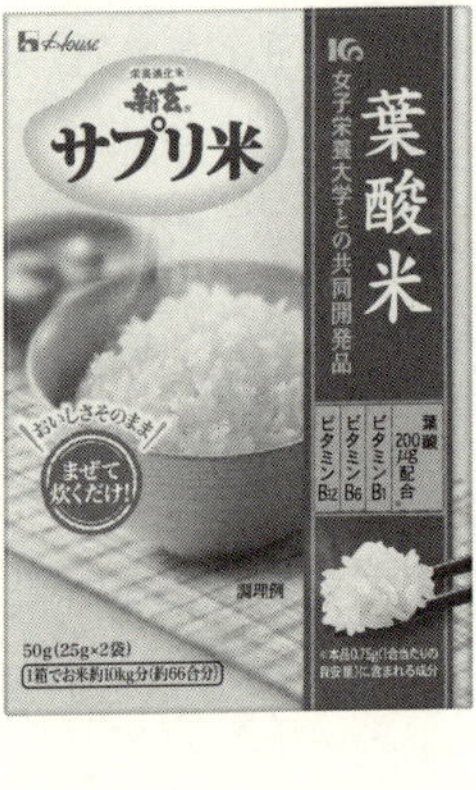

●欧米に比べてこんなに遅れている日本

いま、世界中で健康食品がブームとなっていますが、唯一、法律で摂取が強制されている栄養素があります。それが葉酸です。葉酸不足による健康リスクがそれだけ高いということです。

といっても、普段の食事だけで必要十分な葉酸を摂取するのはなかなか大変です。そこで、諸外国では、葉酸を加えていない穀類（国によっては小麦粉）は販売してはならないという強硬策をとっています。海外ではたとえば、次のような食品に葉酸が添加されています。

【海外の葉酸強化食品の例】

- ●コーンフレーク
- ●パン
- ●ベーグル
- ●コーンミール

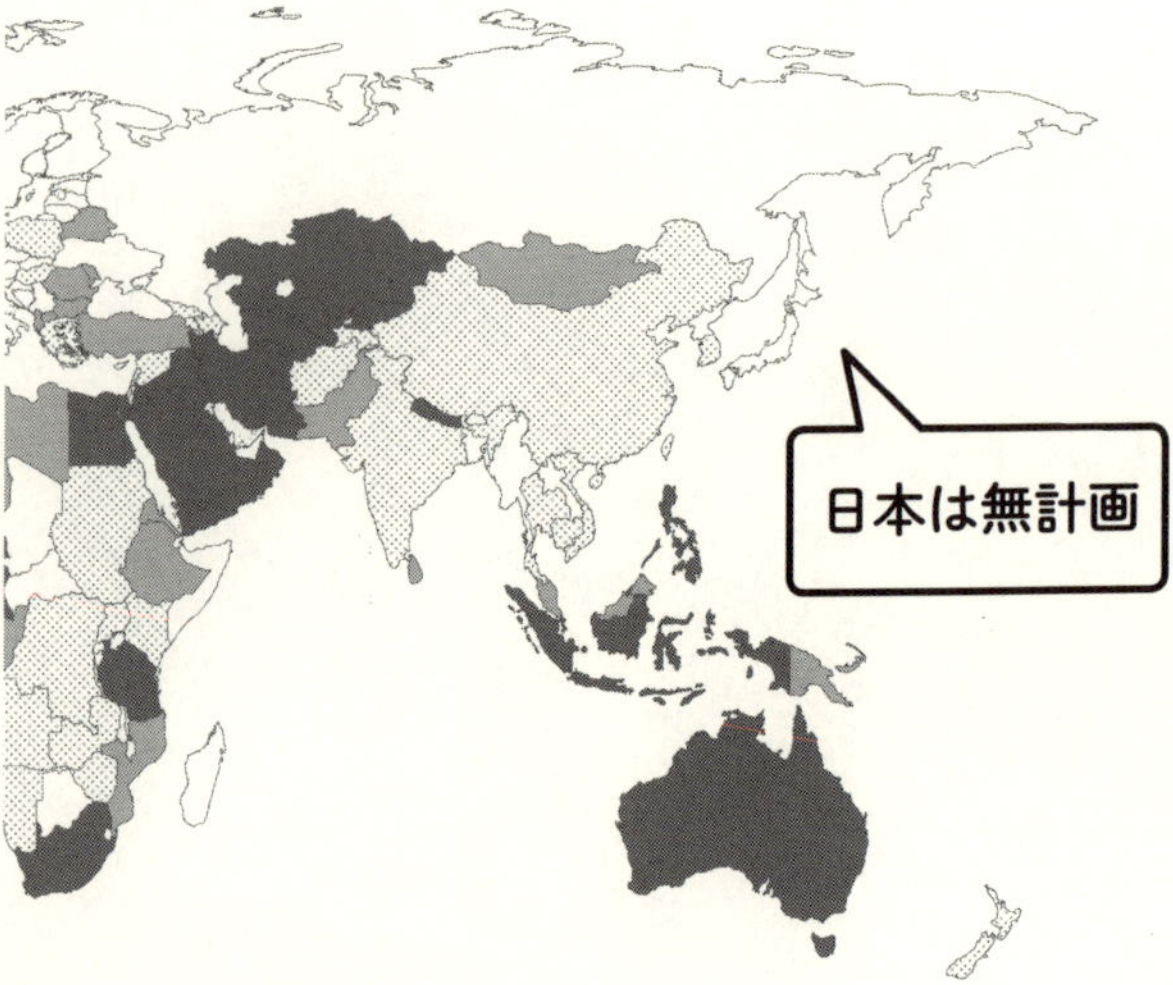

●パスタ
●小麦粉
●米

このような取り組みをしている国は、現在、世界に82カ国あります。こうした事実は、日本ではほとんど知られていません。ここで少し、海外の葉酸摂取への取り組みを見てみましょう。

●アメリカ、カナダ

葉酸の重要性にいち早く

図表05 世界82カ国で米を含む穀類への法的葉酸強化

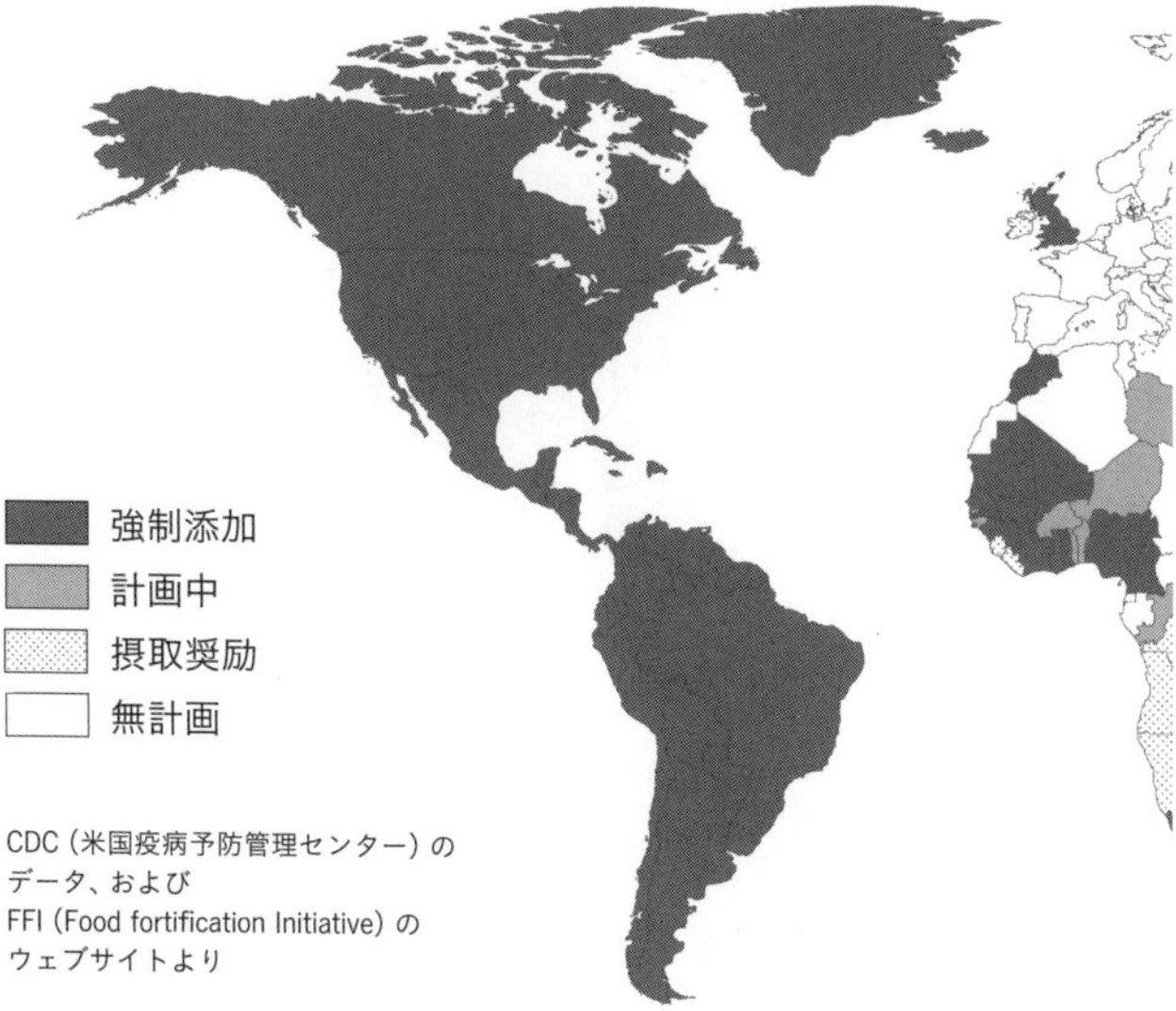

CDC（米国疫病予防管理センター）のデータ、およびFFI（Food fortification Initiative）のウェブサイトより

気づいたのはアメリカでした。アメリカでは1998年から、米、小麦粉、パスタ、シリアル、パンといった穀類と名のつくものには、穀類100グラムあたり、140マイクログラムの葉酸を添加するよう製造業者に要請しています。なお、添加される葉酸は、葉酸のなかで最も吸収されやすい「モノグルタミン酸型葉酸」で、葉酸を添加していない

穀類は売ることができません。

この政策のすばらしいところは、健康食品やサプリメントを購入する余裕のない貧しい人でも葉酸の摂取が可能となる点です。これはアメリカの大英断といえるでしょう。アメリカから遅れることおよそ1年、カナダも同様に、精製小麦粉、栄養強化パスタ、コーンミールを含む数多くの穀物類へ葉酸を添加するよう求めています。

●オーストラリア

葉酸の強制添加においては、オーストラリアは後発です。しかし、アメリカをはじめとする諸外国の多くは、穀類100グラムあたり140マイクログラムの葉酸を添加しているところ、オーストラリアは280マイクログラムもの葉酸を添加しています。

●中国

中国は、穀類への葉酸添加は行っていません。けれども、貧しい人たちには無料で葉酸のサプリメントを配っています。

●インドネシア

インドネシアは、アジアの国々のなかでいちばん先に穀類の葉酸強化に取り組みました。葉酸を添加していない穀類は販売できませんし、「インドミン」という即席麺にも葉酸が加えられています。

穀類の葉酸強化を推進する国がある一方で、推進していない国もあります。これはなぜでしょうか。この疑問に対する答えは遺伝子にあります。

遺伝子にはさまざまなタイプがあり、「葉酸をそれほど必要としないタイプ」

図表06　穀類強化を法的に強制した国の増加推移

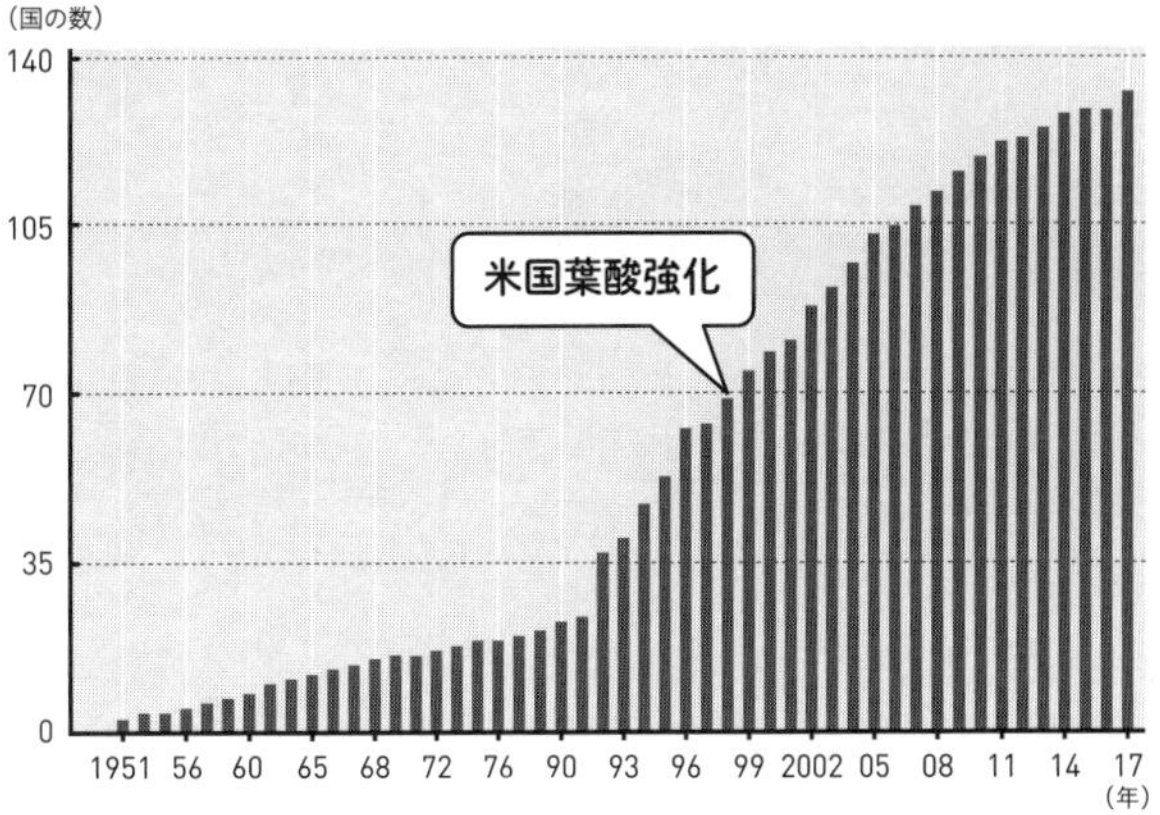

WHO（世界保健機関）のデータベースGINAより

と「葉酸が不足しやすいタイプ」があります。前者の葉酸をそれほど必要としないタイプの遺伝子を持つ人が大勢いる国では、努めて葉酸を摂る必要がないのです。なお、日本、アメリカ、メキシコには葉酸が不足しやすいタイプの遺伝子を持つ人が多く、だからこそ、アメリカやメキシコは葉酸の強化に積極的に取り組んでいます。葉酸の取り組みにおいて、日本は大変に遅れているといわざるを得ません。

●アメリカでは葉酸摂取の強制で脳卒中死亡者が激減

アメリカではまず、穀類における葉酸強化をはじめた'98年の翌年から、脳卒中死亡率がグンと減りました。脳卒中は、脳の血管が破れる、あるいは詰まって脳に血液が届かなくなり、脳の神経細胞が障害される病気です。図表07は、葉酸だけが要因とは言いきれませんが、3億人のアメリカ人を調べて導き出された脳卒中の死亡率統計の一部（グラフは対象が白人女性のもの）なので大変正確なデータです。

一方、日本では、脳卒中は死因の第３位を占めます。寝たきりなど要介護者の原因の３割以上を占めるともいわれ、脳卒中は社会的負荷の最も重い疾患となっています。

アメリカでは認知症患者も、２０００年と２０１２年を比較するとかなり減少しており、85歳以上の発症率は約５％も減っています。葉酸強化策をとってから14年でこれだけの変化が表れています。一般的に、肥満や糖尿病の人は認知症を発症するリスクが高まります。アメリカは、糖尿病患者や肥満者は増加傾向にあります。それにもかかわらず認知症が減っているのです。

図表07　アメリカの人口10万人当たりの脳卒中死亡率推移

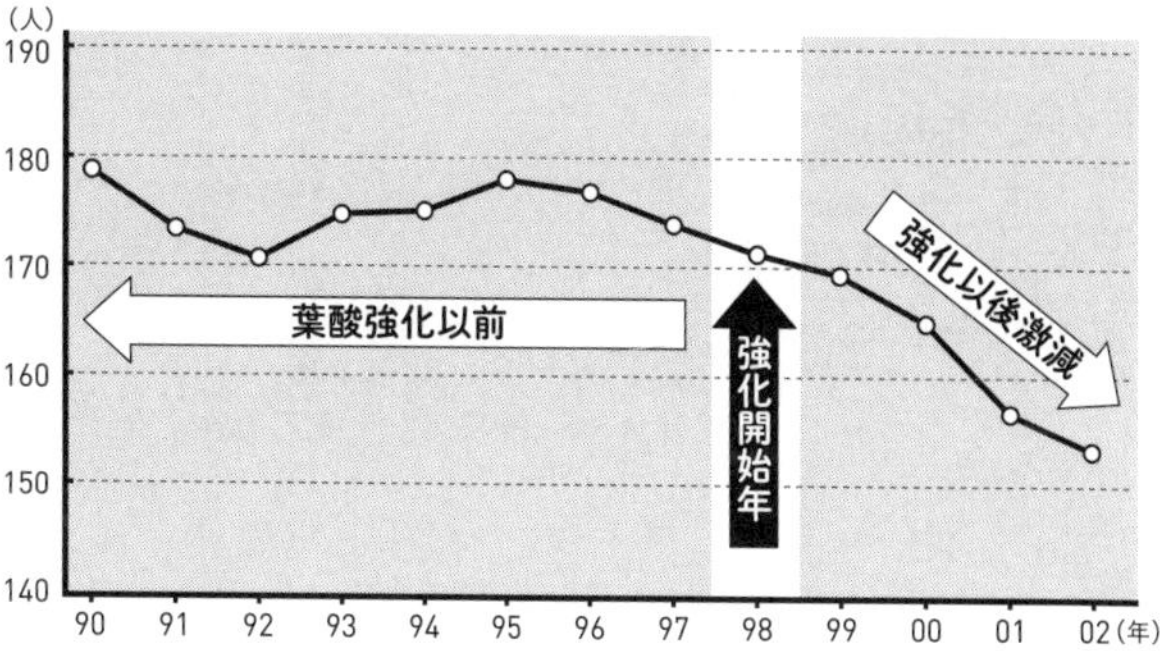

Yang Qほか 雑誌"Circluration" (2006年) より
※調査対象はアメリカ人白人女性、数値は調整済みのもの

葉酸は認知症予防効果が期待できますから、アメリカで認知症患者が減っているのは、葉酸強化の影響が大きいといえるでしょう。

なお、アメリカに比べると肥満や糖尿病の人が少ない日本では、認知症を発症する人は年々増えています。アメリカにおける認知症の患者数は、約3億2000万人の人口に対しておよそ500万人。一方の日本は、1億2000万人に対して462万超。率にしてアメリカの2倍以上です。

アメリカでは要支援の人も減っています。要支援とは、「現在、介護の必要はないが、将来的に要介護状態になる可能性がある状態」をいいます。具体的には、掃除や料理といった身のまわりのことなどの一部にサポートが必要だったり、立ち上がりや歩行に何らかの支えが必要な状態です。

日本はアメリカとはまったく逆です。平均寿命から健康寿命を引いた期間、つまりは、介護などを必要とする期間は、男性が8・84年、女性が12・35年となっています（2016年時点）。なぜ、日本はアメリカのように葉酸の強化に取り組まないのでしょうか。私は、これでは日本人があまりにかわいそうだと思うのです。

第2章

葉酸が不足しやすい遺伝子TT型とは?

●日本人はこんなに葉酸が不足している！

毎年、厚生労働省から発表される国民健康・栄養調査結果によると、2017年の葉酸摂取量の1日の平均は次のとおりでした。

【日本人の1日あたりの葉酸摂取量の平均】

●成人男性　299マイクログラム
●成人女性　290マイクログラム

この数字をさらに詳しく見ていくと、65～74歳では男性は340マイクログラム、女性は334マイクログラム、75歳以上では男性が336マイクログラム、女性が323マイクログラムでした。日本において、1日あたりの葉酸摂取の推奨量は240マイクログラムです。この数字だけを見ると、葉酸は十分に摂取できていると思われるかもしれません。しかしそれは間違いです。240マイクログラムというのは最小必要量で、本当は４００マイクログラム摂取しないと足りません。事実、アメリカでは1日あたり４００マイクログラムの摂取を推奨しています。日本は国際感覚と非常にかけ離れているのです。

私が２４０マイクログラムでは足りないと主張するのには、いくつかの理由があります。１つは、葉酸が不足しやすい人の存在です。日本人の15％が葉酸不足になりやすい遺伝子を持っているのです。

また、先ほど紹介した「成人男性　２９９マイクログラム」「成人女性　２９０マイクログラム」という数字は、平均値でしかありません。図表08を見てください。先に述べた神経管閉鎖障害の予防の観点から、女性の葉酸摂取量に注目して調査したところ、年々減少していることがわかりました。40歳未満では推奨量を下回った年もありました。平均値が２４０マイクログラムを上回っているからといって、あなた自身が葉酸をしっかりと摂れているとは限らないのです。

葉酸をしっかりと摂れているように見える高齢者も問題です。高齢者は消化機能や代謝機能が若い人に比べて落ちていますから、栄養の吸収率が下がります。

葉酸を摂っていても、それをそのまま体内で活用できているわけではないのです。したがって、高齢者もやはり、葉酸を十分に摂れていないということになります。

食生活の変化も、葉酸不足に拍車をかけています。

図表09は、「1日あたりの野菜摂取量」です。国は、目標値を350グラムとしていますが、ほとんどの人がこの目標に届いていないことがわかります。

図表08　日本人女性（15〜69歳）の葉酸摂取量（推移）

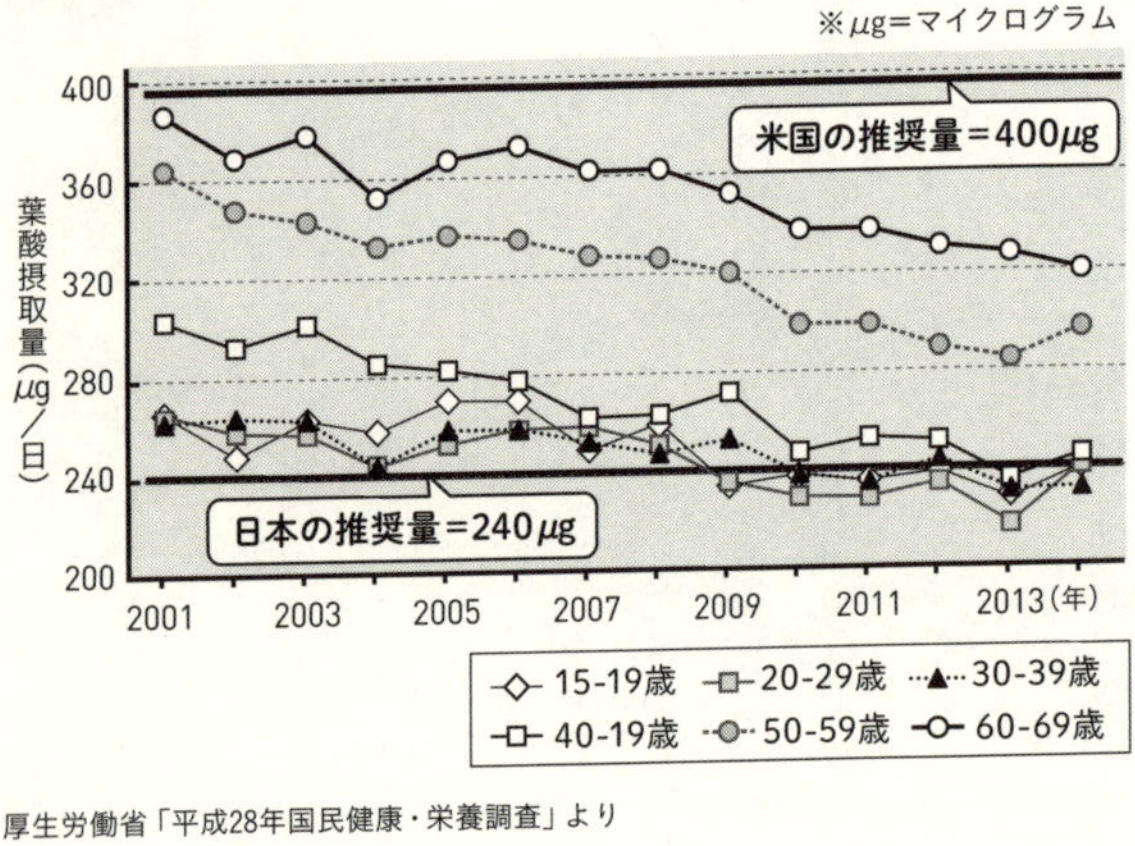

厚生労働省「平成28年国民健康・栄養調査」より

なお、葉酸は、ほうれん草、ブロッコリー、グリーンアスパラ、枝豆といった緑色の濃い「緑黄色野菜」に多く含まれます。「野菜はしっかり食べている」という人も、じつは、大根や玉ねぎ、白菜、きゅうり、レタスといった「淡色野菜」ばかりがメインであることが多く、野菜は食べていても葉酸が摂れていない場合がほとんどなのです。ちなみに、緑黄色野菜でもトマトには葉酸は含まれません。

このほか、葉酸は緑茶やのりに豊富です。日本人のかつての食生活には緑茶ものりも欠かせないものであり、日常的に

図表09　野菜摂取量

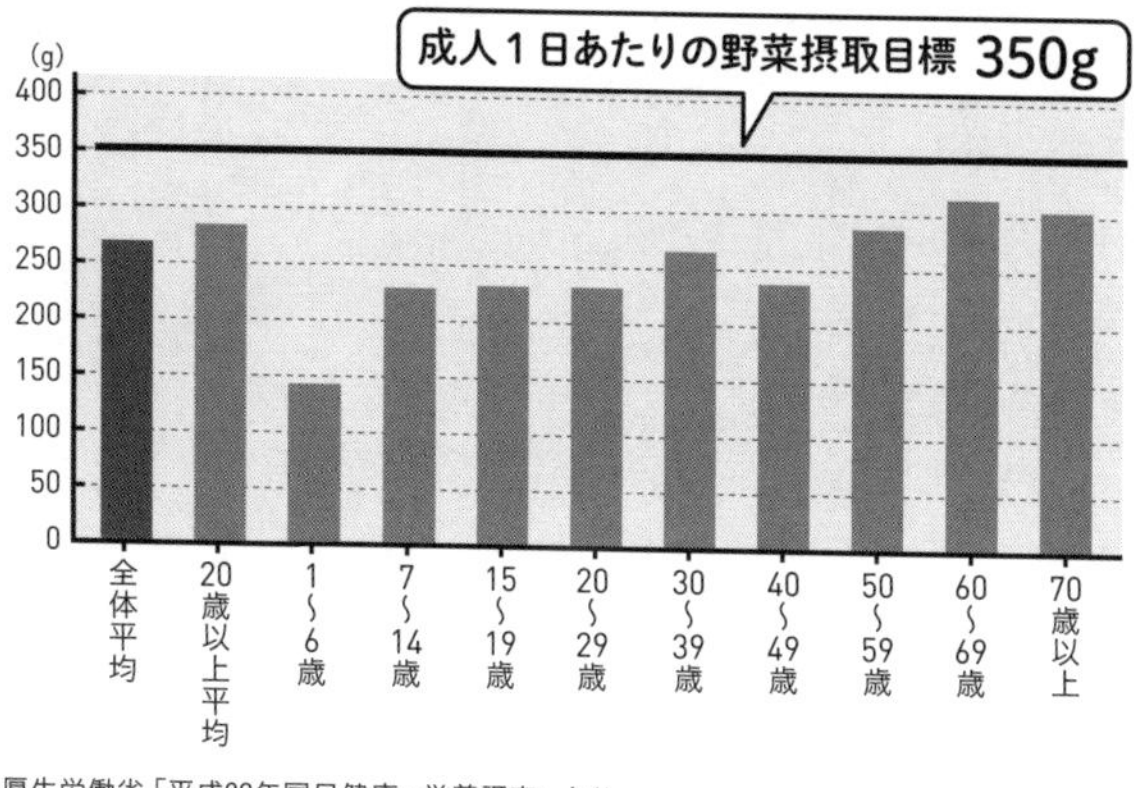

厚生労働省「平成28年国民健康・栄養調査」より

摂取していました。けれど、日本人の食生活の変化にともない、緑茶（茶葉で淹《い》れるお茶）やのりを食べる機会は減りつつあります。

●葉酸不足になりやすい遺伝子を持つ人

「同じ食事を同じように食べているのに、どうして体型が違うのだろう?」

そんな疑問を持ったことはありませんか。姿形や性格が人によって違うように、代謝や消化の働きも人によって異なります。同じような食生活をしていても、太る人と太らない人がいるのはこのためです。

葉酸も同じように、同じ量を摂取しても、人によって体内で利用できる効率が異なります。

すでにお話ししたように、「悪玉アミノ酸」であるホモシステインは、必須アミノ酸の1つであるメチオニンが代謝される過程で発生します。ホモシステインは、葉酸、ビタミンB_6、ビタミンB_{12}などによって再びメチオニンへとリサイクルされますが、このような働きを担う酵素の１つに、メチレンテトラヒドロ葉酸還元酵素（ＭＴＨＦＲ）があります。

ＭＴＨＦＲは遺伝子の配列によって「ＣＣ型」「ＣＴ型」「ＴＴ型」の３つに分かれます。同じＭＴＨＦＲでも型によってその働きには違いがあり、ＣＣ型のＭＴＨＦＲパワーを１００とすると、ＣＴ型は65、ＴＴ型は30程度となります。つまり、ＭＴＨＦＲがＴＴ型の人は、ＣＣ型、ＣＴ型に比べると、葉酸を体内で利用しにくく、ホモシステイン濃度が高くなる傾向にあるのです。ホモシステインは脳梗塞や認知症との関連が指摘されていますが、実際に、冠動脈疾患や脳梗塞、認知症の患者ではＴＴ型が多いという報告があります。

日本人のおよそ15％がＴＴ型といわれます。この数字は諸外国に比べるとやや高く、私たち日本人は、葉酸が不足しやすく、脳卒中、認知症、心筋梗塞になりやすい体質といえます。これはつまり、葉酸による健康効果を得るためには、より多くの葉酸を摂取する必要があるということです。

なお、自分のMTHFRの型を知りたい人は、消費者直販型の遺伝子検査を利用するといいでしょう。インターネットなどから申し込むと検査キットが自宅に届き、キットに同封されている説明書の指示にしたがって検体（口腔粘膜など）を採取して、検査施設に送れば、後日、結果が届きます。

●手遅れになりつつある日本の葉酸摂取

前述したようにメチレンテトラヒドロ葉酸還元酵素（MTHFR）が「TT型」の人は、葉酸が不足しやすく、脳卒中、認知症、心筋梗塞になりやすいことがわかっています。このTT型の割合は国（人種）によって違いがあり、メキシコ、アメリカ、カナダ、中国などはTT型の保持者の頻出度が高めです。したがって、これらの国では、国民の健康を守るために、穀類の葉酸添加を法的に決めています。

日本はどうでしょうか。

日本人のおよそ15％がＴＴ型といわれますが、この数字はメキシコ、アメリカ、カナダほどではないにせよ、それ以外の国と比べるとやや高い数値です。

しかし、ここまで述べたとおり、日本では穀類への葉酸添加は義務づけられていません。厚生労働省が推奨する１日あたりの葉酸摂取量も、２４０マイクログラムと非常に少ないのです。アメリカでは葉酸の１日あたりの推奨摂取量を４００マイクログラムとしていますから、意識の違いは明らかです。

葉酸の摂取がとりわけ必要な妊婦さんたちに対しても、「妊娠１カ月前から妊娠３カ月までは栄養補助食品（サプリメント）の形で摂取しましょう」という趣旨のチラシを配るだけ。これはあまりに無策ではないでしょうか。

ではなぜ、日本は葉酸後進国なのか。これにはいくつかの理由があります。

まず、日本はそもそも、「一次予防」が苦手な国なのです。

一次予防とは、病気になる前の健康な人に対して、病気の原因と思われるものをできるだけ避けるように努め、健康の増進を図って病気の発生を防ぐことです。病気になってしまった人をできるだけ早く見つけて、早期に治療をし、病気が重篤にならないように努めることを二次予防といいます。そして、病気が進行した人に対して、後遺症の治療をしたり、再発を防止したり、リハビリテーションをしたりすることを三次予防といいます。

二次予防、また三次予防には、大変なお金がかかります。だからこそ、健康な人が病気にならないようにする一次予防が大切なのですが、日本は二次予防、三次予防にお金を使ってしまうので、一次予防が疎《おろそ》かになってしまっているのです。

まさに葉酸はその好例です。アメリカをはじめとする諸外国のように、穀類の葉酸強化を行っていたなら、脳卒中、認知症、心筋梗塞といった重篤な疾病の患者数を減らせるにもかかわらず、日本は対策をとろうとしません。

もちろん、葉酸添加を強化するには、そのための制度づくりや人員確保、告知などに費用がかかります。しかし、脳卒中、認知症、心筋梗塞の二次予防、三次予防にかかる金額に比べたらずっと少ないはずです。脳卒中、認知症、心筋梗塞等の患者数が減れば、医療費が減るし、国民が負担する保険料も少なくて済むでしょう。葉酸添加を義務づけて一次予防に力を入れるか、このまま二次予防、三次予防に費用をかけ続けるか。どちらが国にとって有益なのかは明らかです。けれど、日本は手を打たない。非常に残念でなりません。

もう1つ、日本が葉酸後進国になってしまっているのは、お役所内には「葉酸は効果がない」という考えが根強くあるからです。

予防・治療の効果を科学的に評価するための研究方法の1つに、「無作為化対照試験」があります。これは、被験者を無作為（ランダム）に2つのグループに分けて、一方の実薬群には本当の薬、他方の対照群にはそれと似せた偽薬（プラシーボ）を服用してもらい効果の違いを見る試験です。実薬群に薬効が出て、偽薬群には効果がないことが統計的にわかれば、薬は有効と判定されます。

ただ、この方法には問題点もあります。試験期間や食事に大きな制約があり、正しい結論が出にくいケースがあるのです。たとえば、葉酸が脳卒中の予防に有効かどうかを調べるとしましょう。無作為化対照試験の場合、実験群には葉酸を含まない食事を食べてもらい、その対照群には1日400マイクログラムの葉酸を摂れる食事を何十年も続けて食べてもらうことになります。こうした食事を何十年も続けてもらうこと自体が非現実的ですし、何より、一方の被験者に不健康な食事をさせて発病を促したり、早死させたりするのは倫理的に許されません。加えて、脳卒中、認知症、心筋梗塞などは数十年の経過で発症するもの。日本の医療界が金科玉条とする無作為化対照試験では、葉酸と疾患の関連を示すことは困難といえます。

だからといって、「葉酸は効果がない」と考えるのは早計です。というのも、近年、メンデルランダム化解析という遺伝学を用いた新しい方法によって、葉酸の脳卒中、認知症への予防効果の因果関係が明確になったからです。この事実が浸透して、いずれは、国の栄養指導にも改善が加えられることを願っています。

●効果を証明した埼玉県坂戸市の葉酸プロジェクト

世界において、日本は葉酸の後進国です。

しかし、日本で唯一、葉酸摂取に積極的に取り組んでいる市があります。それが埼玉県坂戸市です。

私が副学長を務める女子栄養大学は、埼玉県坂戸市にキャンパスを構えています（短期大学と栄養学部二部は東京都豊島区にキャンパスがあります）。２００６年、坂戸市は健康政策の一環として、60歳前後を対象とした市民アンケートを実施しました。すると、「将来かかることに不安を感じている病気」として、がん、認知症、脳血管疾患が上位3つであるという結果を得ました。この結果を受けて坂戸市は、私が長年研究していたビタミン「葉酸」に着目。葉酸が認知症や脳卒中の原因となる動脈硬化の予防に効果があると知った市は、女子栄養大学と協力し、「坂戸市葉酸プロジェクト」を開始したのです。

「坂戸市葉酸プロジェクト」では、セミナーや講演会のなかで葉酸の必要性を伝え、葉酸を含む野菜の積極的な摂取を呼びかけています。ここでは、その取り組みを紹介します。

坂戸市ではまず、半年に一度、「食と健康のプランニングセミナー」の参加者を募集しています。抽選で選ばれた参加者は、約6カ月間にわたってセミナーを受けます。


【セミナーの流れ】

①葉酸についての講演
参加者はまず、葉酸の働きや必要性について学びます。この講演は私が行っています。

②血液検査、遺伝子検査、食事調査

講演のあとは検査を受けます。血液検査では、動脈硬化の危険因子である血中ホモシステイン値などを調べます。遺伝子検査は、血液から遺伝子を抽出し、葉酸、高血圧、肥満2種の遺伝について調べます。前述のとおり、日本人のおよそ15％が葉酸が不足しやすいＴＴ型です。自分がＴＴ型かどうかも、この検査でわかります。

食事調査では、栄養士による個別面談が行われます。あらかじめ記入してもらった調査票をもとに、1カ月に何をどれだけ食べたかを聞き取ります。

なお、これほどの規模で遺伝子検査と栄養指導を行っているのは全国で坂戸市だけといわれており、その実績が国内外で大変注目されています。

③血液検査結果の返却・説明、個別栄養アドバイス

②の1カ月後に、血液検査および遺伝子検査の結果を返却します。血液検査からは、血液中の尿酸値やホモシステイン値といった体内の状況がわかります。遺伝子検査からは、「葉酸が体内で働きにくい」「高血圧になりやすい」「脂肪をため込みやすい」

といった体質がわかります。
また、食事調査の結果説明と、栄養士による個別アドバイスも行われます。

④食事教室

③の結果説明を受けた直後は、セミナー参加者の意識も高く、葉酸をしっかり摂るようになったり、運動して減量を心がけたりと、さまざまな行動を起こします。しかし、時間が経つとモチベーションは低下するものです。そこで、結果説明のおよそ2カ月後に食事教室を実施。日々の食生活のなかで葉酸をどのようにとっているのか、工夫している点や困っている点などを、参加者同士で話し合います。

ほかの人の話を聞くことで、食事の工夫のヒントを得る人もいれば、自分の食生活を改めて振り返る人もいて、葉酸の重要性を再認識するよい機会となっているようです。

⑤運動教室

いつまでも健やかで若々しくいるためには、運動も大切です。そこで、セミナーでは、誰でも楽しく継続できる運動をテーマに運動実習も行っています。運動には、体型の維持や、体力・筋力の向上など、さまざまな健康効果があります。食生活の改善と運動の実践を組み合わせることにより、さらなる健康増進が期待できます。

⑥血液検査、食事調査（2回目）

この数カ月間の取り組みの成果を確認するため、セミナー開始から約５カ月後に２回目の血液検査、食事調査を行います。

⑦血液検査結果の返却・説明、個別栄養アドバイス（2回目）

⑥の血液検査および食事調査の結果をもとに、改めて個別栄養アドバイスを行います。参加者のほとんどが、セミナー初回の血液検査の結果に比べて、血液中の尿酸値

やホモシステイン値に改善が見られます。野菜の摂取量や活動量が増えたという人も大勢おり、本セミナーが参加者の健康行動につながっていることがわかります。

このほか、坂戸市では、地域における食育推進事業の一環として、葉酸を多く摂取できるメニューや食品を提供する市内の店舗を、「食を通じた健康づくり応援店」として認定しています。応援店は毎年4月3日（ようさんの日）にちなんでサービス提供を行う「葉酸フェア」を開催するなど、市民の健康づくりを応援しています。

坂戸市の成果① 葉酸の摂取量が増えた！

ここからは、「坂戸市葉酸プロジェクト」の成果をご紹介します。

野菜の1日あたりの目標摂取量は350グラムですが、そのうち3分の1以上（120〜160グラム）は緑黄色野菜で摂ることが推奨されています。しかし、先ほども述べたように、日本人の多くは、葉酸が多く含まれる緑色の濃い野菜よりも、大根や玉ねぎ、白菜、きゅうり、レタスといった淡色野菜を多く食べています。

一方、坂戸市では、セミナーを通して、葉酸の多く含まれる緑色の濃い野菜（ほうれん草、小松菜、春菊、ニラ、グリーンアスパラ、ブロッコリー、菜花、オクラ、モロヘイヤなど）をたくさん食べるようすすめてきました。その結果、緑黄色野菜の摂取量が増加し、１日の目標摂取量である１５０グラムに近づいたのです。

また、「坂戸市葉酸プロジェクト」では、葉酸強化食品の開発にも取り組んできました。セミナーを通して葉酸強化食品の周知を行ったところ、葉酸強化米入りごはんや葉酸入り食パンの利用が増えました。

２０１０～２０１２年に講習を受講した人を調査すると、葉酸強化食品を利用した人は82・４％にのぼり、葉酸強化米を毎日食べるようになった人が40％以上、週４～６回食べる人とあわせると全体の６割近くになります。また、葉酸入り食パン、葉酸強化卵の利用も着実に増えています。

坂戸市の成果②

血中のホモシステイン値が改善！ 肥満も予防

近年の研究から、ホモシステインの血中濃度が高いと、さまざまな病気の引き金になることがわかっています。たとえば、ホモシステインが血液中で増えすぎると動脈硬化の危険率が高まります。またホモシステインは、血管や脳、骨において活性酸素を発生させます。この活性酸素の発生も、脳の萎縮や骨粗しょう症、動脈硬化の原因になっているのではないかと考えられています。葉酸には、このホモシステインの血中濃度を下げる働きがあります。

坂戸市では、半年にわたるセミナーを通じて、葉酸を含む濃い緑色の野菜の摂取や葉酸強化食品の利用をすすめています。２００６年から２０１７年のセミナー参加者のなかで、「参加前」と「参加後」の比較が可能なケースを調査したところ、次のような成果が得られました。

●血液中葉酸値が上昇
●ホモシステイン値が低下
●葉酸が不足しやすいＴＴ型（全体の15％）の人が特に大きく改善

ＴＴ型における変化は顕著で、ＣＣ型やＣＴ型との差が解消されました。
なお、「食と健康のプランニングセミナー」の参加者のＢＭＩ指数（体格指数）を調べたところ、受講前に比べて体重が減少しており、さらに、それを長期にわたって維持していることがわかりました。中年以降は肥満しやすくなりますが、参加者に限っていえば、中年以降も肥満になる人はまれでした。これは、セミナーを通じて食生活が改善されたこと、ホモシステイン値が下がったこと、運動習慣がついたことなどが要因と考えられます。

肥満はさまざまな生活習慣病の引き金となります。けれど、葉酸摂取を意識した生活を送ることで、肥満のリスクを減らせるのです。

坂戸市の成果③

市民の意識が変わった！

行政主体の栄養指導は、多くの都道府県で行われています。そうした従来の栄養指導と「坂戸市葉酸プロジェクト」の大きな違いは、遺伝子検査を行い、その結果に基づいて指導を行う点です。

日本人の15％を占めるメチレンテトラヒドロ葉酸還元酵素（ＭＴＨＦＲ）のＴＴ型は、ＣＣ型、ＣＴ型に比べて３・５倍も脳梗塞を発症しやすく、心筋梗塞、認知症のリスクも高くなっています。そこで、「坂戸市葉酸プロジェクト」では、参加者に対して遺伝子検査を実施後、ＴＴ型の人には告知をし、日本の推奨量の２４０マイクログラムではなく、アメリカの推奨量４００マイクログラムの葉酸を毎日摂取するよう指導しています。その結果、栄養調査では、食事からの葉酸摂取量も、緑黄色野菜の摂取量も、ＴＴ型に限って有意に増加しました。結果として、血液中の葉酸値、ホモシステイン値の改善にもつながりました。これは、遺伝子型の告知が、参加者の意識を高めることにつながった証拠といえます。

　実際、参加者のうち、遺伝子を知ったことで気持ちに変化があった人は全体の55％でしたが、ＴＴ型では75％という高い割合を示しました。また、告知後の気持ちについて、ＴＴ型の人の30％が「不安を感じる」と回答する一方で、65％の人が「前向きになった」と答えています。

坂戸市の成果④　医療費、介護費が減少！

　ホモシステインが血液中で増えすぎると動脈硬化の危険率が高まり、心筋梗塞や脳卒中の引き金となる恐れがあります。また、ホモシステイン値の上昇は、認知症や糖尿病、肥満との関連が指摘されています。

　こうした病気を持った人が多ければ、医療費は増える一方です。医療費が増えれば、当然、財政は圧迫されます。医療費削減は財政改革の大きな課題ですが、医療費地域差指数において、坂戸市は近隣の市よりも低い数値となっています。

医療費地域差指数とは、医療費の地域差を表す指標として、1人あたり医療費について、人口の年齢構成の相違分を補正し、全国平均を1として指数化したものですが、坂戸市は0・86。葉酸プロジェクトを開始した2006年度以降着実に減ってきています。

なお、2008年以降は全体的に医療費が上昇しているように見えますが、これは、算出法が変更になったためです。

それでも、周辺都市と比べて最も低い

図表10　医療費地域差指数、坂戸市と近隣市の比較

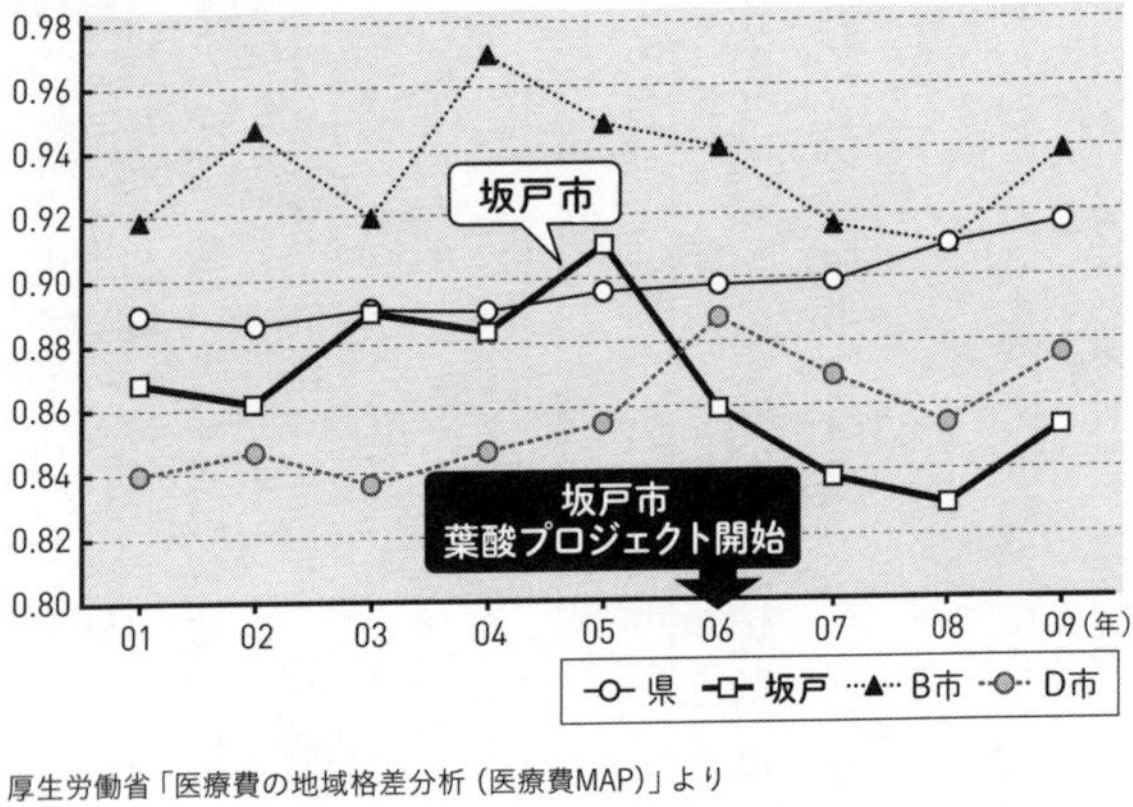

厚生労働省「医療費の地域格差分析（医療費MAP）」より

水準にあることがおわかりいただけるでしょう。介護給付費についても、周辺諸都市と比較して最低の水準に削減することに成功しています。これは、心筋梗塞、脳卒中、認知症、骨折の医療介護費の低下が主な理由です。

埼玉県全体を見ても、同様の成果が出ています。これは、上田清司埼玉県知事が、坂戸市以外の市町村にも非常に熱心に葉酸の普及をあと押ししてくださっているおかげといえるでしょう。２０１７年に厚労省が「健康日本21」のなかで発表した「健康寿命」ランキングでは、埼玉県の男性の健康寿命は、山梨県に次ぐ2位となっています。

こうしたお話をすると、「医療体制が充実しているから、医療費や介護費が減っているのでは？」という指摘を受けます。しかし、これは誤解です。埼玉県は人口10万あたりの医師数が１６０・１人で、全国で最低となっています（厚生労働省「平成28年　医師・歯科医師・薬剤師調査の概況」より）。人口あたりの診療所、病床看護士、臨床検査技師、保健師の数も全国最低クラスとなっています。

そうした状況にもかかわらず、男性の健康寿命が長く、医療費、介護費はほかに比べて低い。これは非常に驚くべきことです。

医療体制が充実していなくても、啓蒙活動や食生活の指導により、医療費や介護費は削減できる。「坂戸市葉酸プロジェクト」がそれを証明しています。

第3章

血管の内膜をキレイにして、高血圧・糖尿病・認知症を防ぐ

●葉酸の種類と働き

さて、ここからは葉酸とその働きについてより詳しく見ていきましょう。

まずは葉酸の種類から。葉酸というのは1つの栄養素だと思っている人が多いと思いますが、じつは、そうではありません。葉酸は多くの分子が集まってできており、体内や食品中ではさまざまな形態で存在しています。構造が異なるさまざまな「葉酸の働きを持つもの」を総称して「葉酸」と呼んでいるのです。

日常生活を送るうえで覚えておきたい葉酸の種類は、

・ポリグルタミン酸型

・モノグルタミン酸型（プテロイルモノグルタミン酸）

この２つです。

ポリグルタミン酸型は、複数のグルタミン酸が結合した葉酸のこと。動物性食品、植物性食品に含まれる葉酸のほとんどは、このポリグルタミン酸型です。一方のモノグルタミン酸型は、１つのグルタミン酸が結合した葉酸。加工食品やサプリメントなどに添加されている葉酸の多くはモノグルタミン酸型です。ちなみに、グルタミン酸はアミノ酸の一種。「ポリ」は英語で「たくさんの、複数の」を意味し、「モノ」は「単一の」という意味です。

ポリグルタミン酸型はグルタミン酸が複数結合しているため、体内で分解して利用するにはいくつもの工程が必要となり、その過程で栄養素が損なわれます。したがって海外では、葉酸の摂取量は、ポリグルタミン酸型であれば摂取量に０・６をかけた数字で計算します。これはつまり、野菜から葉酸を１００マイクログラム摂取したとしても、体内ではその６割くらいしか利用されないということです。

少し難しい話になりますが、葉酸の摂取量を考えるときは、本当は、このあたりのことも頭に入れておかなくてはいけません。

●葉酸は1日400マイクログラムを目標に摂ろう

日本では、葉酸の1日あたりの推奨摂取量は240マイクログラムとなっています。一方、私が副学長を務める女子栄養大学と埼玉県坂戸市が推進している「坂戸市葉酸プロジェクト」では、アメリカと同じく、1日あたり400マイクログラムの葉酸を摂ることを目標としています。これには次のような理由があります。

●理由1　摂取した葉酸が100％利用されるわけではない

栄養素は摂取すれば摂取しただけ体内で利用されるわけではありません。体内で代謝される過程で栄養素の何割かは失われてしまいます。前述のとおり、葉酸の場合、ほうれん草やブロッコリーなどの緑黄色野菜やレバーなどに含まれる「ポリグルタミン酸型」の葉酸は体内で50〜60％しか利用されません。

つまり、野菜やレバーなどから240マイクログラムの葉酸を摂取したとしても、体内で利用されるのはわずか半分ほど。240マイクログラムを目標にしていたら、結局は、葉酸が不足する事態になりかねないということです。なお、栄養補助食品（サプリメント）に使われている化学合成されたモノグルタミン酸型は、体内での利用効率は約85％です。

●理由2　高齢者になると栄養素を取り込みにくくなる

高齢になると代謝や消化吸収する機能が衰え、栄養素を体内に取り込みにくくなります。葉酸も例外ではありません。高齢者は若い世代に比べると緑黄色野菜をしっかり食べているイメージがありますし、実際、葉酸摂取量は若い世代よりも多いのですが、それでもやはり、葉酸が不足する恐れがあるのです。

また、くり返しになりますが、日本人の約15％は、葉酸をうまく活用できないTT型という遺伝子を持っています。このような理由から、私は日本もアメリカと同じく400マイクログラムを目標とするべきだと考えています。厚生労働省にもそう働きかけていますが、さて、どうでしょうか。いったん決められた数字を変えることは、日本ではなかなか難しいのかもしれません。

●塩分を控えるだけでは高血圧予防にならない

「血圧が高いですね。気をつけてください」

健康診断や人間ドックなどで、そう指摘されたことがある人は多いのではないでしょうか。血圧とは血管内の圧力のこと。よりわかりやすくいうと、心臓から流れる血液が、血管を押す力のことです。

血圧は常に変化しています。たとえば、体を動かしたり、寒さを感じたりといったちょっとした刺激でも上昇します。しかし、そうした外的要因がない、安静状態での血圧が慢性的に正常値よりも高いと「高血圧」と診断されます。具体的にいうと、収縮期（上の血圧）が１４０㎜Hg以上、または、拡張血圧（下の血圧）が90㎜Hg以上であれば、高血圧と診断されます。

高血圧を放っておくと、動脈硬化を促進し、脳卒中や心疾患、慢性腎臓病などの重大な病気につながりかねません。

現在、60代の人は60％が、70代の人は70％が高血圧だといわれています。じつは、日本人は高血圧になりやすい人種です。これには日本の風土が大きく影響しています。塩分（ナトリウム）は、人間の生命活動の維持に不可欠です。しかし、雨が多い日本では、土中の塩分濃度がかなり低く、海外に比べると自然に摂取できる塩分量は少なめです。このため日本には、少しの塩でも生きられるよう、塩分をため込みやすい遺伝子を持つ人が大勢います。この「塩分をため込みやすい遺伝子」こそがＴＴ型です。

さらに、ごはんを主食とする日本人は塩辛い食べ物を好みます。

このように、日本人は塩分をため込みやすく、かつ、塩分を多く摂る傾向があります。要は、塩分の過剰摂取になりやすいのです。

実際、食塩摂取量の平均値は1日あたり男性が10・8グラム、女性が9・1グラム（「平成29年国民健康・栄養調査」より）となっていますが、WHO（世界保健機関）が2013年に発表したガイドラインでは、成人の食塩摂取量の目標値を1日5グラム未満とすることを強く推奨しています。日本人が世界に比べて食塩をいかに多くとっているかがおわかりいただけるでしょう。

さらにいえば、「日本人の食事摂取基準（2015年版）」における食塩摂取量の目標値は、1日あたり男性で8グラム未満、女性で7グラム未満とされていますが、WHOの推奨量に比べるとやはり多い。できれば6グラムを目標としたいところです。

さて、塩分を摂りすぎるとなぜ高血圧のリスクが高まるのでしょうか。

塩分を摂りすぎると血液中の塩分濃度が高くなり、体は、塩分濃度を下げるために血液中の水分を増やします。すると、血液の量が増えて血管にかかる圧力が増し、血圧が上昇。これが高血圧になる仕組みです。

したがって、高血圧を予防・改善するにはまず、塩分の摂取量を控えることが重要となります。塩分を多く含むカップめん、梅干、漬けもの、魚卵、練りもの、干ものなどは食べすぎないようにしましょう。

加えて、ホモシステインも高血圧のリスクを高める物質として知られています。ゆえに、高血圧の予防には葉酸をしっかり摂ることも有効です。また、高血圧により葉酸が不足している人は、葉酸をしっかり摂ることで改善が期待できます。

このほか、喫煙や飲酒、肥満、不規則な生活も高血圧につながりますので気をつけましょう。

●なぜ動脈硬化、脳梗塞の予防になるのか？

「動脈硬化は、脳卒中や脳梗塞を引き起こす恐れがある」という話を聞いたことがある人も多いでしょう。しかし、動脈硬化とは一体どういう状態をいうのか、じつのところわかっていない人が多いのではないでしょうか。

血液は、糖分や酸素など生きるうえで必要なものを運び、その一方で、体内でできた老廃物や二酸化炭素などを運び出す役目を担っています。この血液の通り道が血管です。

血管の壁は、「内膜」「中膜」「外膜」の3層からなります。血管の一番内側で血液に触れているのが「内膜」です。内膜は、「内皮細胞」という細胞の層に覆われています。

年齢が高くなるにつれ、内膜にコレステロールが蓄積し、次第に脂肪分が沈着します。これは20～30歳ごろからはじまっていて、50～60歳になると壁が厚く、かつ硬くなり、血液の流れるスペースが狭くなります。その結果、血流と内膜の間に負担が生じ、内皮細胞が壊れて血の塊（血栓）が発生します。このように血管の壁が厚くなったり、硬くなったりして本来の構造が壊れ、働きが悪くなる状態が動脈で起こることを「動脈硬化」といいます。

動脈は、脳に酸素や栄養分を供給する重要な血管です。動脈硬化になると血液の流れが悪くなったり、血栓ができて、血管が詰まったり、できた血栓が血流に運ばれて脳の血管を詰まらせたりします。これが脳梗塞の原因です。

なお、脳卒中と脳梗塞の違いですが、脳卒中は、正式には脳血管疾患のこと。脳卒中には脳の動脈が詰まる脳梗塞と、脳の動脈が破れる脳出血、くも膜下出血があります。脳卒中は、日本人の死因の第3位です。さらに、脳卒中は要介護状態の引き金にもなります。

脳卒中のうち発症数が最も多いのは脳梗塞です。この脳梗塞の予防には、まず、脳梗塞の原因となる動脈硬化を予防することが大切です。では、どうやったら動脈硬化を防げるのでしょうか。

動脈硬化の原因として近年、注目されているのがホモシステインです。ホモシステインは代謝の過程で活性酸素を生じ、血管の状態を悪くして動脈硬化を引き起こすと考えられています。葉酸には、ホモシステインの濃度を下げて動脈硬化を予防する作用があることが確認されているのです。

すでにお話ししたように、日本人の15％は葉酸が不足しやすいＴＴ型です。このＴＴ型の人は、ＣＣ型、ＣＴ型に比べてホモシステイン濃度が高くなる傾向にあり、動脈硬化、ひいては脳梗塞になるリスクが高くなります。前述しましたがＴＴ型の脳梗塞のリスクはＴＴ型以外の人のなんと３・５倍です。

しかし、安心してください。ＴＴ型の人も、葉酸を１日あたり４００マイクログラムとれば、血中のホモシステイン値はＣＣ型、ＣＴ型と同程度まで下がり、脳梗塞のリスクも低くなります。アメリカでも、穀類の葉酸強化を行った結果、脳卒中による死亡率が急激に減少しています（図表07を参照）。

遺伝子検査をしてＴＴ型だとわかっている人はもちろんのこと、遺伝子検査をしていない人はなおさら、１日あたり４００マイクログラムの葉酸をできるだけ摂るようにしましょう。そうすれば、遺伝子によるリスクを気にせずに、日常生活を送ることができます。

●葉酸プロジェクトで心筋梗塞が減った

心臓は1日に約10万回、平均寿命を80年余りとすれば生涯で約30億回も休みなく拍動しています。この心臓を動かすエネルギーが冠動脈です。冠動脈の血管の壁も、「内膜」「中膜」「外膜」の3層からなります。年をとるにつれて内膜にコレステロールがたまって動脈硬化が進むと、血管の内側が狭くなります。血流が不十分になるほど狭くなると、心臓を動かす血液が十分に届かなくなり、胸痛や胸の圧迫感が出現します。これが「狭心症」です。

狭心症を放置すれば、やがて血管が完全にふさがって血液が通らなくなり、その状態が続くと心筋細胞が壊死してしまいます。この状態が「心筋梗塞」です。

厚生労働省の人口動態統計（2017年）によると、悪性新生物（がん）に次いで心疾患が死因の2位となっています。心疾患とは心臓に起こる病気の総称で、心疾患の大部分を占めているのが虚血性心疾患です。虚血性心疾患とは、ここまでお話しした狭心症と心筋梗塞のことです。

食べすぎ、運動不足、喫煙などの生活習慣を続けている人、高血圧、糖尿病、脂質異常症、肥満などがある人は、動脈硬化、ひいては心筋梗塞のリスクが高くなりますので気をつけましょう。また、葉酸が不足しやすいＴＴ型も注意が必要です。ＴＴ型の人は、ＣＣ型、ＣＴ型に比べてホモシステイン濃度が高くなる傾向にあり、動脈硬化、そして心筋梗塞になるリスクが高くなります。

動脈硬化、心筋梗塞の予防には、先に述べたように食べすぎ、運動不足、喫煙を改め、高血圧、糖尿病、脂質異常症、肥満などがあれば治療することが大切ですが、葉酸の摂取も有効です。動脈硬化の原因として注目されているホモシステインは、葉酸の不足によって血中濃度が高くなります。つまり、葉酸をしっかりと摂取していれば、動脈硬化の要因の1つであるホモシステイン値を下げることができ、心筋梗塞のリスクが低くなるのです。大阪大学の磯博康教授らの調査によれば、葉酸を多く摂る人は、あまり摂っていない人に比べて心筋梗塞の死亡リスクが男性で50％、女性で40％減ったというデータもあります。埼玉県坂戸市でも、「坂戸市葉酸プロジェクト」をはじめて以来、心筋梗塞の医療・介護費の削減に成功しています。

●慢性腎臓病、腎不全の予防に有効

末期腎不全による人工透析患者さんの数が増えています。日本透析医学会の『図説わが国の慢性透析療法の現況』によると、慢性透析患者数は年々増加傾向にあり、２０１６年の時点では約33万人となっています。一方、２０１６年に新たに透析を開始した新規透析患者の数は約３万９０００人。人口１００万人あたりの透析患者数は約２６００人で、これほど透析患者数が多い国というのは世界中どこにもありません。透析にかかる医療費は推計１兆６０００億円にのぼるとされ、医療経済上の大きな問題となっています。

こうした状況を変えるためには、腎不全の予備軍である慢性腎臓病の予防が不可欠です。慢性腎臓病とは、腎臓の障害が慢性的に続いている状態のこと。患者さんは約1300万人と推計され、これは成人の約8人に1人にあたります（2005年時点）。

さて、腎臓病による透析がとても大変なものであることは、みなさんもなんとなく理解されているとは思いますが、そもそも腎臓病とはどのような病気なのでしょうか。

腎臓は、腰の上あたり、お腹の後ろ側に背骨を挟んで左右に1つずつあります。形はそら豆に似ていて、大きさは握りこぶしほど。重さは1つ120～160グラムあります。腎臓の最も大切な働きは、老廃物や余分な水分を含んだ血液をろ過して、血液をきれいにすること。このほか腎臓は、ホルモンの産生・分泌、ビタミンDの活性化、血圧のコントロールなどを行っています。

腎臓病は、高血圧、糖尿病、脂質異常症などの生活習慣病にかかっていると発症しやすいといわれています。また、肥満、運動不足、飲みすぎ、喫煙、ストレスも腎臓病のリスクを高めます。腎臓病が進行すると、夜間の尿が増える、貧血、むくみ、息切れ、だるさといったさまざまな症状が現れますが、こうした症状は初期段階にはほとんど出ません。このため、症状を自覚したときには慢性腎臓病が相当進行していることも珍しくないのです。腎臓が「沈黙の臓器」といわれるゆえんです。

なぜ、本書で慢性腎臓病を取り上げたのかといえば、この病気にもやはり、葉酸とホモシステインが大きく関わっているからです。血中のホモシステイン値が高いと、慢性腎臓病になる確率が高いというデータがあります。健康な被験者を追跡調査した結果、７・７５（92カ月）年の間に１・０５％の人が慢性腎疾患を発症しましたが、その患者の大半が血中のホモシステイン値が高くなっていたのです（血清ホモシステイン値、15マイクロモル／リットル以上）。

また、仕組みははっきりとは解明されていませんが、腎臓病を発症するとホモシステイン値が高くなることも、さまざまなデータからわかっています。慢性腎臓病は、たとえ軽症であっても心筋梗塞や脳卒中などの重篤な病気の引き金となります。これは、血中のホモシステイン値が高くなり、動脈硬化を発症する可能性が高くなるからと考えられます。

いずれにしても、腎臓病の予防および改善には、葉酸の摂取がおすすめです。葉酸の摂取によってホモシステイン濃度が下がれば、腎臓病と、合併症である心筋梗塞や脳梗塞のリスクを下げることができます。

●骨粗しょう症を予防できる

がんや脳卒中、心筋梗塞のように生命を直接的に脅かす病気ではないものの、要介護のリスクを高める病気があります。それが「骨粗しょう症」です。骨粗しょう症になると骨がもろくなり、つまずいて手やひじをつく、くしゃみをするといったささいな衝撃で骨折してしまうことがあります。さらに、折れた骨を金属でつなごうとしても、骨がもろすぎてうまく固定できないケースもあります。

日本骨粗鬆症学会と日本骨代謝学会、骨粗鬆症財団が発表した「骨粗鬆症の予防と治療ガイドライン2015年版」によると、日本の骨粗しょう症の患者数は1280万人と推計されています。そのうち、女性が980万人、男性が300万人と女性が多いのが特徴です。

骨粗しょう症になる原因は、加齢にともなうカルシウム吸収機能の低下、運動不足、喫煙、飲酒、カルシウムやビタミンD、ビタミンKなどの摂取不足、糖尿病などさまざまですが、女性の場合は、女性ホルモンであるエストロゲンの減少も関係しています。エストロゲンには骨からカルシウムを必要以上に放出させない役割があります。しかし、閉経や更年期を境にエストロゲンが一気に減少すると、骨から流れ出るカルシウムが増加。骨の形成も追いつかなくなるため、骨粗しょう症になりやすくなるのです。

この骨粗しょう症にも葉酸の摂取は有効です。骨は、カルシウムだけでなくコラーゲンとの組み合わせでできています。骨に含まれるコラーゲンが加齢によって劣化すると骨ももろくなってしまいます。そして、悪玉アミノ酸であるホモシステインには、骨コラーゲンを劣化させたり、コラーゲン分子の結合を阻害する作用があるのです。実際、骨折を起こした骨粗しょう症の患者さんの血液中には、ホモシステインが多く見られます。前述のガイドラインにも、「ビタミンB_6、ビタミンB_{12}、葉酸はホモシステイン代謝に関わるビタミンであり、これらのビタミン摂取量が少ない場合には、血中ホモシステイン値の上昇がみられる。高ホモシステイン血症は骨密度とは独立した骨折の危険因子であることが示されており、適量のビタミンB_6、ビタミンＢ12、葉酸の摂取が必要である」と書かれています。また、遺伝子のＴＴ型は、大腿頸《けい》部骨折のリスクが高いというデータもあります。

しかしＴＴ型であっても、葉酸摂取量が多いケースでは、骨折リスクはほかのタイプと同程度に下がることも報告されているのです。

老年医学の分野では、高齢者の骨折を非常に重視しています。なぜなら、骨折をきっかけに介護が必要になる人が少なくないからです。

- ●カルシウムを摂ること。
- ●葉酸をはじめとするビタミン類をしっかり摂ること。
- ●筋力トレーニングや体のバランスを保つ能力を鍛える運動をすること。

この3つを、みなさんにはぜひ心がけてほしいと思います。

●認知症のリスクが減る

認知症は脳の働きの低下が原因となって引き起こされる、さまざまな症状をいいます。わかりやすいのが記憶障害でしょう。前日の夕食に何を食べたのか思い出せなかったり、昼間に会った人を忘れてしまったりします。

時間と場所と人がわからなくなる「見当識障害」も認知症によく見られます。「今日は何月何日の何曜日ですか」「あなたが産まれたのはどこですか」といった質問に答えられなくなり、妻や夫、子ども、孫がわからなくなるケースもあります。また、

「1時間は何分ですか」「雨が降ったときに差すのは何ですか」といった、「意味記憶」（物事の意味を表わす一般的な知識・情報についての記憶）に関する質問にも答えられなくなります。この見当識障害と意味記憶機能の低下が、認知症と単なる「もの忘れ」との大きな違いです。

日本ではいま、認知症患者の数が非常に増えています。2012年の認知症高齢者数は462万人。65歳の高齢者の約7人に1人が認知症と推計されます。認知症患者の数は今後も増え続けることが予想されており、2025年には、高齢者の約5人に1人が認知症になるという推計もあります。世界を見ても、日本ほど認知症の多い国はありません。前述しましたが、日本は約1億2000万人の人口のうち認知症患者が約462万人。人口あたりの認知症患者の数は、アメリカの2倍以上ということになります。

さて、認知症にはいくつかの原因がありますが、主にアルツハイマー型と脳血管性の2つに分けられます。アルツハイマー型は認知症の原因として最も多く、脳の神経細胞の減少、脳全体の萎縮、脳に「老人斑」と呼ばれるシミが広がるなどの変化が見られます。原因はまだはっきりとは解明されていませんが、脳のなかにβアミロイドと呼ばれるたんぱく質がたまることが原因の1つと考えられています。

脳血管性の認知症は、脳の血管が詰まったり破れたりして、脳の機能が低下することで起こります。脳血管性認知症は、脳梗塞後に発生しやすいと考えられています。

アルツハイマー型と脳血管性、２つの認知症の予防効果が期待できるのが葉酸です。アルツハイマー型認知症の原因とされるβアミロイドは、葉酸を摂ることでたまりにくくなることがわかっています。さらに、脳の萎縮も、葉酸を摂取することでそのスピードを遅くできることがわかっています。ただし、βアミロイドは加齢とともにたまっていき、80歳を過ぎるころから本格的な認知症になってしまいます。そのため、50歳ぐらいから充分な葉酸を摂っていないと防げません。

脳血管性認知症の引き金となる脳梗塞は葉酸を摂取することで予防が可能です。

葉酸が認知症の予防に有効であることは、アメリカのデータを見れば明らかです。

1章でもお話ししたように、一般的に、肥満や糖尿病は認知症の発症リスクを高めます。アメリカでは、糖尿病患者や肥満者は増加傾向にありますが、それにもかかわらず認知症が減っているのです。

もちろん、認知症の患者数が減っているのは、葉酸だけが要因ではないでしょう。しかし、穀類への葉酸の強化を実施して以降、認知症が減っているというのは驚くべきことです。

さらに、認知症患者の数だけでなく、認知症を発症してから亡くなるまでの期間にも差があります。

日本人女性とアメリカ人女性それぞれが認知症で過ごす期間を比較した研究があります。

この研究によると、日本人の65歳の女性は、65歳以降、元気に過ごせるのは約17年で、その後の約6年間は認知症で過ごします。一方、アメリカ人の65歳の女性は、20年近くは元気に生活ができて、その後、認知症で過ごす期間はわずか2年弱です。75

歳の場合、アメリカ人女性は「認知症のない余命」が12年超で認知症になってから亡くなるまでが1・6年、日本人は認知症のない余命10年弱、認知症後余命が4・6年。元気な期間が2年少なく、認知症である期間が3年長いのです。

余命だけを見れば、日本人女性がアメリカ人女性より長い計算になりますが、健康寿命という点では、アメリカ人女性のほうが圧倒的に長いということになります。なんとも恐ろしいデータだと思いませんか。

しかし、葉酸をしっかりと摂取していれば認知症になるリスクは減り、元気な生活を送れる期間が延びます。

葉酸はさらに、すでに脳の萎縮がはじまっている人にも有効です。軽度認知障害の患者さんに1日あたり800マイクログラムの葉酸を摂取してもらったところ、2年間で脳の萎縮を予防できました。

もちろん、葉酸だけを摂っていれば認知症を防げるわけではありません。脳は非常にぜいたくな組織です。その働きを維持するにはすべての栄養素がそろっている必要があります。前述の軽度認知障害の患者さんの実験でも、葉酸に加えて、ビタミンB_{12}も一緒に摂取してもらっています。認知症の予防にはこのほか、ビタミンB_6とＤＨＡをしっかり摂ることが大切です。ビタミンB_{12}は動物性食品、特にかきなどの魚介類やレバーなどに豊富に含まれています。ビタミンB_6はかつお、まぐろなどの魚類、レバー、肉など、ＤＨＡはいわしやさばなどのいわゆる青魚に多く含まれています。

そしてもう１つ、どんなに栄養を摂っていても、脳を使わずにいたら元も子もありません。人間は高齢になったら脳の細胞は

図表11　軽度認知障害患者に葉酸投与で脳萎縮を予防

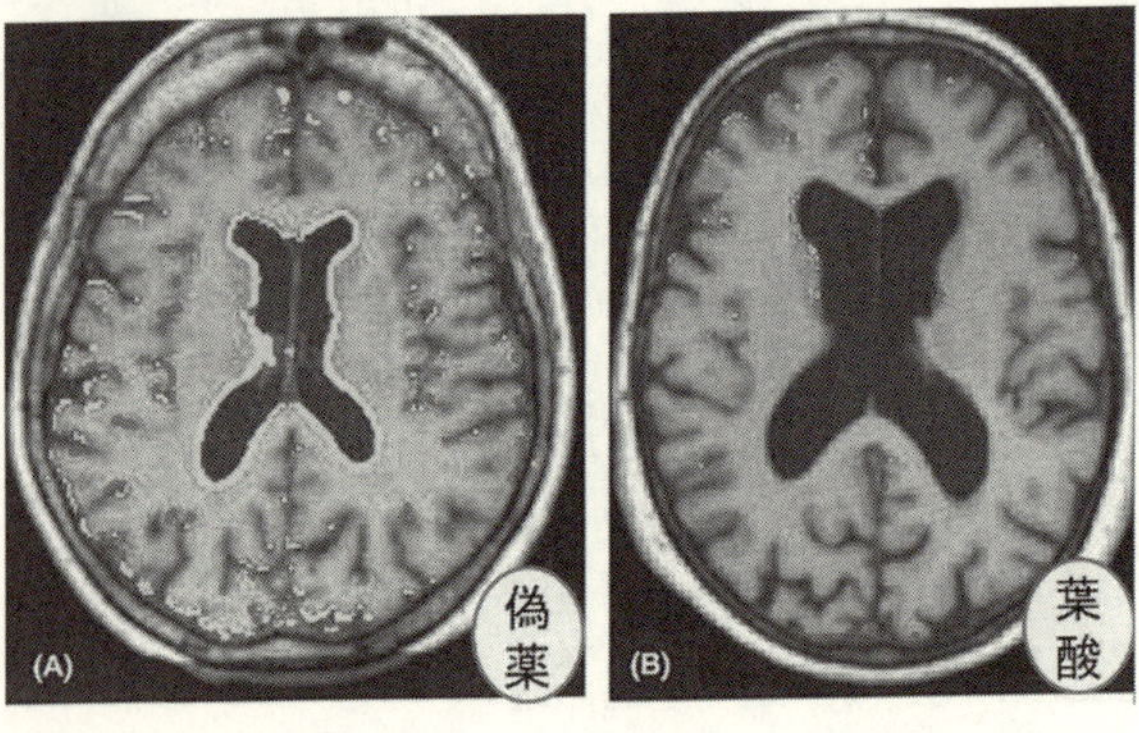

Smith AD ほか　雑誌"PLOS ONE"（2010年）より

減る一方で、脳を鍛えてもだめだと思っている人が大勢いますが、じつはそうではないのです。１００歳になっても、脳を使えば脳の細胞は増えます。知能も上がっていきます。計算をするときは電卓に頼らずに筆算する。本や新聞を音読する。それだけで十分に脳は活発になります。

加えて、座っている時間が長い生活も認知症の発症リスクを高めます。リモコンでテレビをつけたり、照明を点灯したりできるからといって、動かないのは体にも心にも非常によくない影響を与えます。こまめに体を動かして脳に刺激を与えることが大切です。

●2型糖尿病を予防する

糖質（炭水化物）は、私たちの生命活動に欠かせないエネルギー源です。糖質は体内で消化されてブドウ糖になり、血液中から全身の細胞に取り込まれます。よく聞く

「血糖値」とは、血液中のブドウ糖の量のことです。健康な人であれば、血糖値はすい臓から分泌されるインスリンというホルモンや、そのほかのホルモンの働きにより、一定の範囲内にあるようコントロールされています。しかし、何らかの原因でインスリンの作用が十分でなく、血糖値が高くなることがあります。この状態を「糖尿病」といいます。

糖尿病はその原因により、主に2つのタイプに分けられます。インスリンをつくるすい臓の細胞が壊れて起こる「1型糖尿病」と、インスリンの分泌が少なくなったり、働きが悪くなったりして起こる「2型糖尿病」です。前者は子どもや若者に多く見られます。中高年に多く見られるのは後者の2型糖尿病です。

日本人は遺伝的にインスリン分泌が弱い人が多く、糖尿病になりやすいといえますが、葉酸が不足しやすい遺伝子のTT型の人も、2型糖尿病のリスクが高いことが研究から明らかになっています。また、TT型ほどではないにせよ、CC型に比べるとやはり葉酸が不足しやすいCT型も、2型糖尿病のリスクが高くなる傾向にあります。

ＴＴ型、ＣＴ型の２型糖尿病のリスクが高くなるのは、ホモシステインがすい臓の細胞を破壊してしまうためです。ＣＴ型が２型糖尿病になるリスクはＣＣ型の１・５８倍、ＴＴ型は１・８９倍となっています。

糖尿病は、放置すると脳梗塞、狭心症、心筋梗塞、認知症などの合併症を引き起こします。血糖値が高めな人、ＣＴ型、ＴＴ型の人は葉酸を意識して摂るようにしましょう。

●失明原因の加齢黄斑変性を予防する

年齢を重ねるにつれ、体のあちこちに不具合や病気が出てきます。加齢黄斑変性もその１つです。黄斑とは、目の網膜の中心にある直径１・５ミリ～２ミリ程度の小さな部分の名称です。その名のとおり黄色い色をしていて、ものの形や大きさ、色、距離などの情報を識別するとても重要な部分です。この黄斑の働きに異常が起こると、たとえば東京タワーを見たときに中心部だけゆがんで見えたり、真ん中が見えなくなったり、色がわからなくなったりします。症状が進むと視力も著しく低下し、失明の可能性もあります。日本眼科学会によると、欧米では、加齢黄斑変性は成人の失明原因の第1位。日本国内でも患者さんが急増しており、50歳以上の人の約1％に見られ、失明原因の第4位となっています。

加齢黄斑変性は萎縮型と滲出《しんしゅつ》型があります。萎縮型は、いまのところ治療方法はありません。日本人に多いといわれる滲出型は、薬物治療、光線力学的療法、レーザー凝固、手術などの治療法がありますが、視力を正常に戻すことは困難です。

ただし、予防する手だてはあります。葉酸の摂取です。ビタミンのなかで葉酸だけが、高齢者の黄斑変性による視力低下を予防できることがわかっています。また、血液中の葉酸が不足している人は、加齢黄斑変性の発症リスクが高まるという報告もあります。

ではなぜ、加齢黄斑変性の予防に葉酸が効くのでしょうか。はっきりとしたことはまだわかっていませんが、加齢黄斑変性は、動脈硬化などにより網膜への血流が悪化することが引き金になると推測されています。したがって、葉酸摂取によって動脈硬化を防ぐことが、加齢黄斑変性の予防につながると考えられます。

葉酸の摂取量と黄斑変性症の発症リスクの関係を調査したものを見ると、明らかに葉酸摂取が多いグループは黄斑変性の発症が少なくなっています。

●要介護のリスクが減り健康寿命を延ばす

年をとれば体が弱り、体力や気力が低下するのは自然なことです。このように、体が弱っている状態を「フレイル」といいます。英語で「虚弱」という意味で、「健康」から「要支援・要介護状態」への移行期間を指します。

フレイル診断にはまだ世界共通の基準がありませんが、一般的に、次の5項目のうち3つ以上に該当するとフレイルの疑いがあります。

【フレイルの評価基準】

①力が弱くなった（握力が低下した）
②活動量が低下し活発でなくなった
③歩くスピードが遅くなった
④疲労感がある
⑤体重が減少した

いずれも該当しなければ健常、1つまたは2つ該当するのであれば、フレイル前段階です。

フレイルは比較的新しい用語なので、なじみのない人も多いかもしれませんが、高齢化が進む国々において、いま非常に関心が高まっているテーマです。なぜなら、フレイルになると転倒、移動能力の悪化、入院といったリスクが高まる可能性があるからです。

近年よく耳にする「サルコペニア」や「ロコモティブシンドローム（通称ロコモ）」もフレイルを招きます。サルコペニアとは、加齢にともない筋肉の量と筋力、身体機能（特に移動などの運動機能）が低下することです。一方、ロコモティブシンドロームは、骨、関節、筋肉といった移動に関わる運動器にさまざまな障害が起こり、筋力、バランスなどが低下し、歩行などの日常生活に影響が出る（あるいはすでに影響が出ている）状態をいいます。フレイル、サルコペニア、ロコモティブシンドロームは密接に関連していて、放置するといずれも要支援、要介護状態になる恐れがあります。

くり返しになりますが、フレイルは「介護の危険が高いけれども、まだ健康を維持できている状態」です。このフレイルの状態で適切な心がけをすれば、自立した状態を延伸することができます。「適切な心がけ」とは、まず、栄養の摂取です。

高齢になると、食欲の低下や栄養素の吸収の衰えにより体重が減少します。すると、筋肉の量や筋力などが低下し、サルコペニアを引き起こします。サルコペニアになれば、活動量が減って食欲がなくなり、さらに体重が減少。加えて、ロコモティブシンドロームになる可能性も高まり、フレイルが進行するという悪循環に陥ってしまいます。

したがって、まずは栄養をしっかり摂らなくてはいけません。地域在住高齢者を対象にしたイタリアの調査から、たんぱく質、ビタミンD、ビタミンE、ビタミンC、葉酸が不足すると、フレイルの危険が高まることがわかっています。葉酸は、1日あたりの摂取量が男性は214マイクログラム未満、女性は184マイクログラム未満だと、フレイルの危険性が1・84倍になります。葉酸をしっかり摂ることは、フレイル、ひいては要支援・要介護の予防にもつながるのです。

実際、アメリカでは、穀類への葉酸添加強化を実施してから元気な高齢者の割合が増え、要支援者の割合、介護施設に入る人の数が減っています。

あわせて、運動も大切です。おすすめは、ウォーキングや水泳などの有酸素運動です。とはいえ、運動する習慣のない人がいきなり運動をはじめるとけがをする恐れもあるので、座りっ放しの生活をやめてこまめに動くようにするなど、できることから取り組むといいでしょう。フレイルの予防には筋力トレーニングも有効です。

　フレイルを放置すると、体力も気力も低下し、家のなかで１日のほとんどを過ごす「閉じこもり」になりがちです。閉じこもりになり、人や社会との関わりが減れば、認知症のリスクも高まります。自分らしく健やかに生きたいと思うなら、フレイルを自分の健康状態を見直すよいきっかけと考え、バランスのよい食事と運動を心がけるようにしましょう。

●幸せホルモンでうつ病を予防する

　１日中落ち込んでいる、何をしても楽しめない、眠れない、食欲がない、生きていても仕方ないと思う……。こういった状態が２週間以上ずっと続いている場合、うつ病の可能性があります。

　ＷＨＯ（世界保健機関）によると、世界のうつ病患者数は３億人以上で、年間約80

万人が、うつ病が原因で自殺しています。日本でもうつ病の患者さんは増えており、厚生労働省が3年ごとに行っている「患者調査」によると、2014年に医療機関を受療したうつ病・双極性障害（躁うつ病）の総患者数は約112万人。過去にうつ病を経験した人は、100人に3~7人の割合という調査結果もあります。

うつ病の原因はまだはっきりとは解明されていませんが、脳の神経伝達物質に異変が起きることで発症すると考えられています。

神経伝達物質はホルモンの一種で、神経細胞が隣の神経に信号を伝える役割を担っています。この神経伝達物質は100種類以上あるといわれ、なかでもうつ病と関わりが深いとされているのがノルアドレナリン、ドーパミン、セロトニンの3種類です。ノルアドレナリンは、集中や積極性をもたらすホルモンです。不足すると意欲がなくなり、無気力になります。ドーパミンは、喜びや快楽をもたらす働きがあり、不足すると無関心になります。ノルアドレナリンとドーパミンが過剰にならないよう制御しているのがセロトニンです。セロトニンは幸せホルモンとも呼ばれ、不足すると悲観的になったり、感情が不安定になったりします。

ノルアドレナリン、ドーパミン、セロトニンの３つのホルモンバランスがとれていれば脳は健全に機能しますが、うつ病になると、これらの物質が減少する、あるいは働きが低下することにより、感情のコントロールが利かなくなってしまうと考えられています。

神経伝達物質の合成には葉酸が欠かせません。特に葉酸は、セロトニンの合成に深く関わっていると考えられています。したがって、葉酸が不足するとセロトニンが減

図表12　葉酸摂取量とうつ症状（スケール16以上）の関連

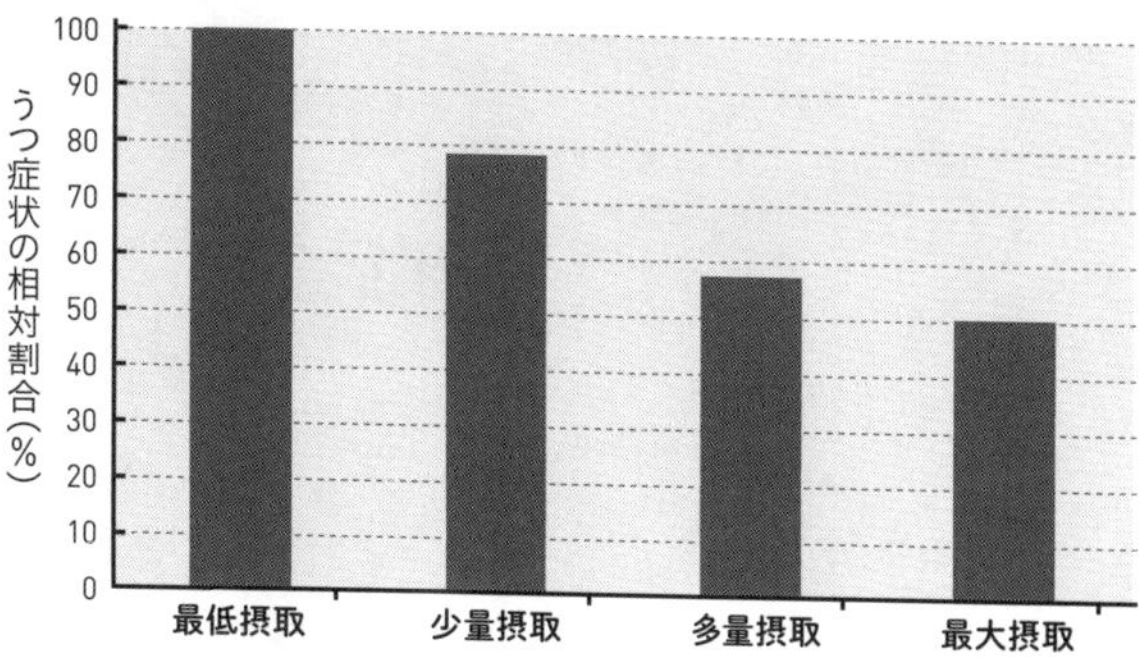

Murakami K ほか　雑誌"Nutrition24"（2018年）より
※調査対象は日本人男性309人 。うつ症状の「スケール16以上」とは、抑うつ症状尺度（QIDS-J）で16〜27（重度または極めて重度）と診断されたケース

少し、うつ病になる可能性が高まってしまうのです。実際、うつ病の人は、血中の葉酸値が低いことがわかっています。また、葉酸摂取量が多いほどうつ症状の人が少なくなるという研究もあります（図表12）。

このほか、うつ病の患者さんを2つのグループに分け、1つのグループには抗うつ剤と葉酸を、もう一方には抗うつ剤だけを投与した結果、葉酸をプラスしたグループのほうが、うつ症状のスコアが明らかに低下したという報告もあります。

近年、うつ病になる高齢者が増えています。うつ病になると食欲・意欲・活動量の低下などによりフレイルを招き、ひいては認知症を発症するリスクが高くなります。心身ともに健やかでありたいと願うなら、葉酸をしっかり摂るようにしましょう。

●長寿のカギ「テロメア」を伸ばす

近年、「テロメア」という言葉をよく耳にするようになりました。テレビの健康番組や健康情報誌などで見聞きしたことがある人も多いのではないでしょうか。テロメアは、アメリカの3人の研究者により発見されました。3人の研究者には2009年にノーベル医学生理学賞が授与されましたから、覚えている人もいるかもしれません。

テロメアは細胞のDNAの端についているひものようなもので、老化と深い関わりを持っています。その仕組みを詳しく説明しましょう。

私たちの体はおよそ60兆個の細胞でできています。細胞は絶えず分裂をくり返しながら生まれ変わっていますが、細胞分裂のたびにテロメアは短くなっていきます。実際、赤ちゃんのテロメアは長く、老人のテロメアは短いといわれています。

テロメアの正体は塩基という化学物質です。私たちは生まれたときに、約1万塩基のテロメアを持っています。それが細胞分裂によって短くなっていき、塩基が5000くらいになると細胞分裂ができなくなります。この状態を「細胞老化」といいます。

細胞分裂ができなくなるということは、新しい細胞が再生されなくなるということです。すべての細胞の分裂が止まったとき、私たちの寿命も尽きます。ゆえに、テロメアは「命の回数券」とも呼ばれています。ちなみに、1日に死ぬ細胞の数はなんと6000億。髪の毛や爪は死んだ細胞の集まりですし、皮膚をこすると出てくる垢も細胞がはがれ落ちたものです。

さて、普通に暮らしている場合、年間に平均して50塩基ずつテロメアが減るといわれています。「普通に暮らしている場合」というのは、暴飲暴食をせずに3食をきちんと食べ、適度に運動をし、夜ふかしせずにしっかり睡眠をとる生活のことです。事故死やがん、感染症は例外として、規則正しい生活をしていれば、テロメアの減り方は年間50塩基で済み、少なくとも100歳までは生きられる計算になります。

しかし、実際には、100歳まで生きられる人は多くはありません。テロメアは、ストレスや肥満、肥満による高脂血症、肝硬変、動脈硬化などによりどんどん短縮してしまうからです。

ここまで読んで、「テロメアがなければ不老長寿も夢ではないのに」と思った人もいるかもしれません。ただ、テロメアは人間にとって必要な装置でもあります。というのも、テロメアは、日本人の死因のトップになっているがんを抑制する役目も担っているのです。

がんは、化学物質や食品添加物といったさまざまな要因により細胞が傷つき、それが異常繁殖することで発生します。じつは、細胞の異常繁殖自体はそれほど珍しいことではありません。がん細胞は日々私たちの体のなかで生まれています。それにもかかわらず、多くの人ががんを発症しないのは、細胞分裂の回数に限りがあるためです。テロメアに終わりがあるおかげで、がん細胞は異常繁殖する前にたいてい絶えてしまうのです。もしテロメアがなければ、もっと多くの人ががんを発症し、苦しんでいることでしょう。ただし、何かの作用でテロメアの防止装置が働かないとがん細胞が増え続け、がんになってしまいます。

健康長寿のカギであるテロメアは、そのすべてが解明されたわけではありませんが、研究は急速に進んでいます。そのおかげで、いくつかの食べ物には、テロメアの短縮を遅らせる効果があることがわかりました。その1つが葉酸です。

葉酸は、テロメアを含むＤＮＡの合成、修復、調整に不可欠です。また、悪玉アミノ酸であるホモシステインには、テロメアを短くする作用がありま す。ご承知のとおり、葉酸には血液中のホモシステイン濃度を下げる働きがありますから、葉酸をしっかり摂ることは、テロメアの短縮の予防につながるのです。

１００歳を超えてからも現役医師として活躍し、１０５歳で亡くなられた聖路加国際病院（東京都中央区）の名誉院長・日野原重明先生も、葉酸は

図表13　葉酸の摂取量とテロメアの長さ

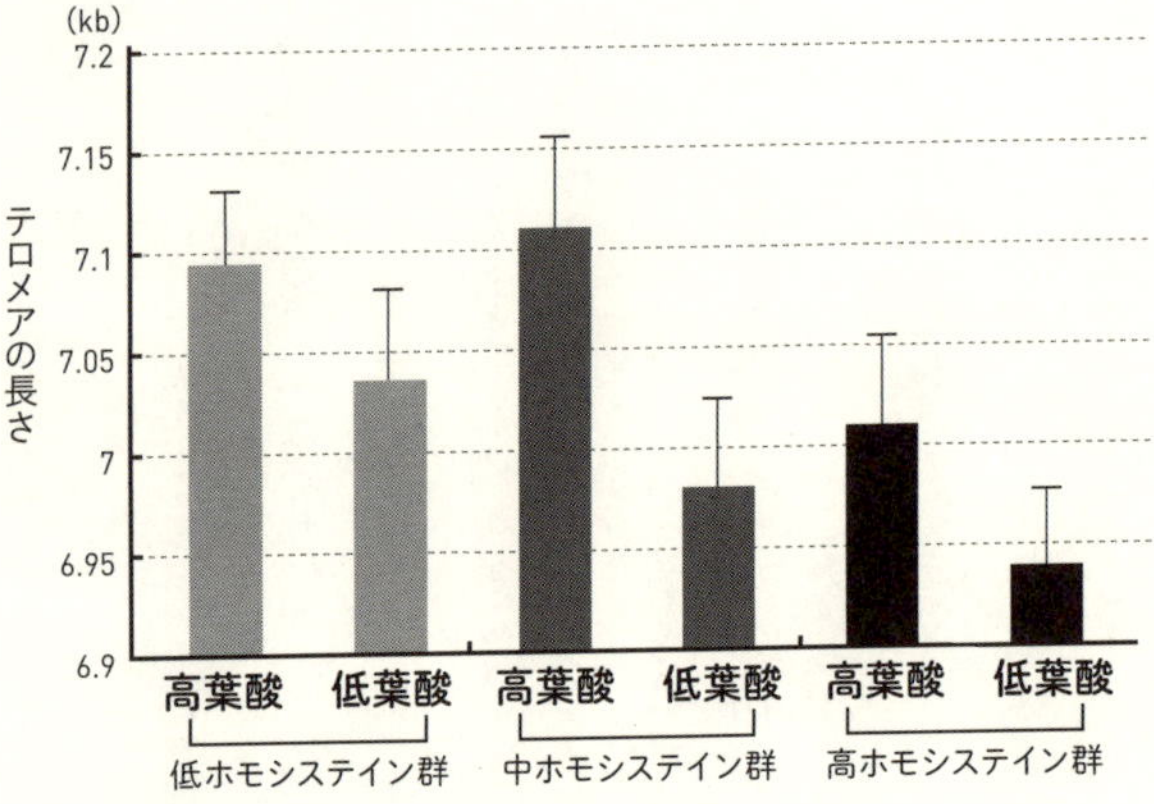

Richards JB他　雑誌"Atherosclerosis"（2008年）より

「長寿に非常に関係があるビタミン」であり、「緑黄色野菜、特に老化を防ぐのに効果があるといわれる葉酸が多く含まれるブロッコリーなどをたっぷりと食べています」とおっしゃっていました。（２０１２年介護関連サイト「けあサポ」のインタビューより）１章でも触れたように、folic acidを「葉酸」と訳したのは、ほかならぬ日野原先生です。

このほか、玄米や全粒粉の小麦、きのこや野菜、海藻類などに含まれる食物繊維、魚卵やナッツ類などに含まれるビタミンＥ、青魚に多く含まれるＤＨＡやＥＰＡにも、テロメアの短縮を遅らせる効果があることがわかっています。

●巨赤芽球性貧血を予防する

葉酸をしっかり摂ることは、巨赤《きょせき》芽《が》球性《きゅうせい》貧血の予防にもなります。

貧血は原因によっていくつかのタイプがあり、一般的なのが、鉄分の不足によって起こる鉄欠乏性貧血です。鉄欠乏性貧血は、成人であれば月経の異常、妊娠、消化管の病気、激しいスポーツ、高齢者であれば食事の偏りや消化管の出血などにより起こります。

一方、巨赤芽球性貧血は、ビタミンB_{12}と葉酸の不足によって発症します。「巨赤芽球」とは、大きく未熟な赤血球のことです。赤血球は骨髄のなかで分裂をくり返し、成熟すると血液へと出て行き酸素を運びます。分裂するためにはDNAの合成が不可欠ですが、ビタミンB_{12}と葉酸が不足しているとDNAの合成ができず、赤血球は未成熟のまま。この状態が続くと血液のなかの赤血球が減り、貧血になってしまうのです。巨赤芽球性貧血になると、味覚障害や食欲低下、体重減少、白髪などの症状が現れることもあります。

巨赤芽球性貧血は次のような人がなりやすいと考えられます。

□ベジタリアンで肉やレバーなどを一切食べない人

□アルコール依存症の人
□粗食の人
□偏食の人（緑黄色野菜を食べない）
□高齢者

高齢者が巨赤芽球性貧血になりやすいのは、老化によって食事量が減って低栄養になりやすいうえに、ビタミンB_{12}や葉酸といった栄養素の吸収力が低下しているからです。もちろん、日ごろから葉酸を豊富に含んでいる緑黄色野菜やレバー、肉類をバランスよく摂り、葉酸の不足分をサプリメントなどでしっかり摂っておけば、巨赤芽球性貧血を心配する必要はまずありません。

●アンチエイジングに効果あり

ここまで葉酸と病気の関係について詳しく述べてきましたが、葉酸をしっかり摂ることは美容にもよい効果があります。

ご存じのとおり、良質な睡眠をとることは、健康はもちろん肌や髪の美しさを保つうえでもとても重要です。欧米では、睡眠は「ビューティースリープ」とも呼ばれていて、睡眠による美容効果がとても重視されています。ではなぜ、しっかりとした睡眠をとると美容によい影響があるのでしょうか。

私たちの体のなかでは、100種類以上のホルモンがつくられているといわれています。ホルモンは体のさまざまな機能をコントロールする役割を担っており、成長ホルモンもその1つです。その名のとおり成長を促すホルモンですが、それだけでなく、代謝・疲労回復・美肌・発毛などにも関わっています。

成長ホルモンはそのほとんどが、夜、眠りについてからおよそ1時間半後の最も深く眠っている間に分泌されます。この間、肌の細胞は細胞分裂を行い、再生しています。すでに述べたように、葉酸は細胞分裂に欠かせない栄養素です。しっかりと睡眠をとるよう心がけていても、葉酸が不足していれば肌の再生が十分に行われず、シミやシワとなって現れます。年を重ねるにつれ、肌の再生のサイクルは乱れやすくなるものです。美しい肌を保ちたいと願うのであれば、しっかり葉酸を摂ることをおすすめします。

また、葉酸には、造血作用やたんぱく質の合成を促進する働きがあります。血流が十分であれば血行もよくなって体のすみずみに酸素や栄養が行き届きますし、肌や髪、爪のもとであるたんぱく質がきちんと生成されれば、健康的な肌や髪、爪づくりに効果をもたらします。

葉酸はこのほか、

●冷え性の改善
●更年期障害のイライラや、気分の落ち込みの改善
●口内炎の予防
●免疫力アップ

などの効果が期待できます。

第4章

葉酸は効率よく摂らないと意味がない

●葉酸を多く含む食品

厚生労働省は、成人男性と成人女性の葉酸の推奨量を1日240マイクログラムとしています。しかし、消化・吸収機能が低下している高齢者や、日本人には葉酸が不足しやすい遺伝子を持つ人が多いことを考慮し、私は1日400マイクログラムの摂取をおすすめしています。とはいえ、食生活が乱れがちな現代において、葉酸を毎日400マイクログラム摂るためにはそれなりの工夫が必要です。

1日400マイクログラムの葉酸を摂るポイントはいくつかありますが、いちばんは、葉酸を多く含む食品を覚え、それらの食品を意識して食べることです。

葉酸はほうれん草、小松菜、春菊、ニラ、グリーンアスパラ、ブロッコリー、菜花、オクラ、モロヘイヤなど、緑色の濃い野菜に多く含まれます。また、のり、枝豆、緑茶も葉酸が豊富です。のり、枝豆、緑茶に葉酸が多いのは、増殖が早い食材だからです。増殖が早いということは、それだけＤＮＡの合成が活発に行われているということ。ＤＮＡの合成には葉酸が必要ですから、のりや枝豆、緑茶には葉酸が多く含まれているというわけです。枝豆なら、ひと握り（さやなし、80グラム）で約２５６マイクログラムの葉酸を摂取できます。

「葉酸をたくさん含む食品を全部覚えるのが大変」という人は、「緑色の濃い野菜は葉

図表14　葉酸を多く含む食品

食　品	1人分(g)	一人分の目安	葉酸(μg)
ブロッコリー	70	4分の1個	147
ほうれん草	70	3分の1束	147
小松菜	70	3分の1束	77
春菊	50	3分の1束	95
モロヘイヤ	30	3分の1束	75
菜花	50	3分の1束	170
グリーンアスパラ	50	2〜3本	95
水菜	80	2分の1束	112
豆苗	50	2分の1袋	75
枝豆	80	さやなしをひとつかみ	256
鶏レバー	35	1串	455
豚レバー	45	3切れ	365
うなぎの肝	35	1串	133

※成分値は「日本食品標準成分表2015年版（７訂）」、各食品値は「生」の値

酸が多い」と覚えておけばいいでしょう。

気軽に葉酸を摂取できるという点においては、緑茶の右に出るものはありません。あの緑色の茶葉には非常に多くの葉酸が含まれています。100グラムあたりの葉酸含有量は、玉露が1000マイクログラム、煎茶が1300マイクログラム。お湯で淹れて「お茶」として飲む場合は、1杯あたり玉露では150マイクログラム、せん茶では16マイクログラムとかなり少なくなりますが、お茶をよく飲む習慣のある人にとっては、葉酸の重要な供給源といえるでしょう。

ただし、遮光されていないペットボトルのお茶では葉酸の摂取はあまり期待できないので注意しましょう。葉酸は光によって分解されてしまうからです。

市販のペットボトルのお茶7種類を調べてみたところ、葉酸量の平均値は、100ミリリットルあたり4・4マイクログラムでした。茶葉で淹れたせん茶の3分の1以下ですから、ずいぶんと少ないことがおわかりいただけると思います。

このほか、葉酸は鶏レバー、豚レバーにも多く含まれています。これは、葉酸が主に肝臓で代謝されるためです。果物では、いちご、マンゴーに豊富に含まれています。図表14に葉酸を多く含む食品をまとめましたので、食事の参考にしてください。

●その保存と調理では2～3割を捨てるようなもの

栄養素の摂取量は、食品の保管状態や調理法によって大きく変わってきます。なかでも野菜はその傾向が顕著です。葉酸を効率よく摂るためにも、野菜を保存・調理する際は次の点に注意しましょう。

ポイント①　光をさえぎって保存する

葉酸は光に当たると徐々に分解されます。また、ほかのビタミンと同じように、収穫されてから時間が経つと葉酸の量も減っていきます。購入後はなるべく早く使い切るようにし、保存するときは新聞紙などで包んで光をさえぎりましょう。

ポイント② 調理法は「炒める」「蒸す」がおすすめ

葉酸は水溶性ビタミンの一種。その名のとおり水に溶けやすいため、ゆでると栄養分がゆで湯へ流れ出てしまいます。実際に測ってみたところ、ゆでたほうれん草は約20％、ゆでたブロッコリーは約30％、生のものと比べて葉酸が少なくなりました。葉酸を効率よく摂るには、調理法は蒸しものや炒めものがおすすめです。また、電子レンジでの加熱も、

図表15 調理法による葉酸実測値

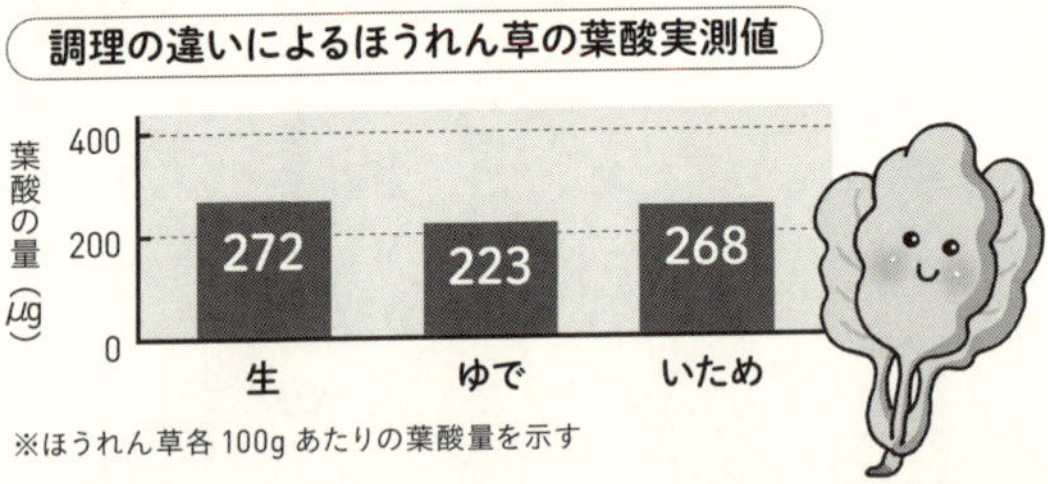

※ほうれん草各100gあたりの葉酸量を示す

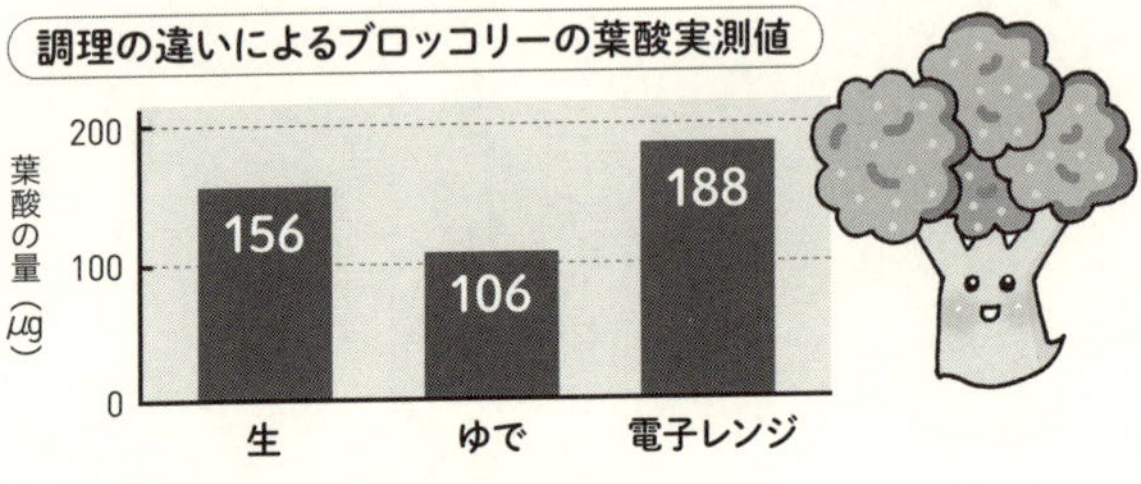

※ブロッコリー各100gあたりの葉酸量を示す

平岡真実「栄養と料理」(2012年6月・女子栄養大学出版部) より

ゆでるよりは葉酸の損失量が少なくて済みます。ゆでる場合は、汁ごと飲めるスープや鍋ものにしてみてはいかがでしょうか。

なお、葉酸は熱に弱いといわれていますが、実験したところ、1分30秒炒めたほうれん草の葉酸の残存率は98・5％でした。また、ほかの文献では、3分蒸したほうれん草の葉酸の損失率は0％となっています。加熱にそれほど神経質になる必要はなさそうです。

●いつ摂れば最も効果的なのか

「朝食はパンとコーヒーのみ。昼は丼ものかそば、ラーメンなどで簡単に済ませて、バランスのよい食事を摂れるのは夕食だけ」。そんな人も多いのではないでしょうか。

しかし、こうした食生活は健康的とはいえません。詳しくは5章で説明しますが、人生100年時代を健やかに生きるためには1日3食、朝食3：昼食3：夕食4のバランスで摂ることが大切です。

また、朝食と昼食をおろそかにした食生活は、葉酸摂取の観点からもおすすめできません。葉酸を摂れるチャンスが夕食だけになってしまうからです。夕食のみで1日400マイクログラムの葉酸を毎日摂るのは、非現実的といえます。1日400マイクログラムの葉酸を摂り続けるには、1食ずつではなく、1日3食トータルで考えて献立を工夫する必要があります。

埼玉県坂戸市の「坂戸市葉酸プロジェクト」で行っている「食と健康のプランニングセミナー」では、管理栄養士による料理教室を行っています。そこでは、1日400マイクログラムの葉酸を摂るコツとして、次のポイントを挙げています。


【毎日400マイクログラムの葉酸を摂るコツ】

①朝、昼で葉酸をいかに摂るかを考える
②主菜で葉酸が豊富な食品を食べる
③副菜にも葉酸が豊富な食品を使う

④「納豆のちょい足し」メニューを覚えておく

それぞれのポイントを順に説明していきます。

まずは①について。1日3食かけて約400マイクログラムの葉酸を摂る場合、1食で摂らなくてはいけない葉酸は約130マイクログラムです。ほうれん草なら、3分の1束でおよそ147マイクログラムの葉酸を摂取できますから、ほうれん草のお浸しを食べれば1食あたり130マイクログラムという目標は十分達成できます。個人差や家庭によって違いがあるため一概にはいえないものの、夜、自宅で「主菜、副菜、主食、汁もの」のいわゆる一汁二菜をきちんと食べている人であれば、1食あたり130マイクログラムはさほど難しくはないのではないでしょうか。

しかし、朝食と夕食で葉酸をほとんど摂れず、夕食で400マイクログラムを摂るとなると話は違ってきます。ほうれん草なら1束、ブロッコリーなら4分の3個食べなくてはならず、これを毎日続けるのはちょっと難しそうです。だからこそ、朝食と昼食でできるだけ葉酸を摂ることが大切なのです。たとえば、朝食の目玉焼きにゆでたブロッコリーを添えてみる。定食屋で昼食を摂るなら、小松菜やほうれん草のお浸しを追加する。そんなちょっとしたことでいいのです。

また、葉酸は水溶性ビタミンなので、使われなかった分はどんどん体外に排出されます。食べた分を体内にためておけないのです。この点からも、葉酸を3食に分けて摂ることは理にかなっているといえます。

②も、葉酸摂取を習慣にするうえでとても重要なポイントです。セミナーの参加者の悩みに多いのが「葉酸を多く含む食品は主菜になりにくいから、献立決めに困る」というもの。確かに、葉酸を含む食品は野菜や大豆製品に多く、肉や魚に比べると主菜になりにくいといえます。肉類のうち、鶏レバー、豚レバーは葉酸がとても豊富で、鶏レバーなら1串で455マイクログラムの葉酸が摂取できますが、だからといって、レバーを毎日主菜にするのも現実的とはいえないでしょう。

ここは発想の転換が必要です。「葉酸を多く含む食品で主菜をつくる」のではなく、「いつもの炒めもの、煮ものに葉酸を含む食品をプラスする」と考えるのです。たとえば、炒めものにほうれん草や小松菜を加えたり、煮ものやスープに枝豆やブロッコリーを追加したりという具合です。こうすれば無理なく葉酸を摂れますし、主菜のかさも増え、彩りもぐっとよくなります。一石三鳥だと思いませんか。

加えて、③も実行すれば完璧です。小松菜、ほうれん草、菜花、水菜などは副菜の代表格であるお浸しにぴったり。ゆでてナムルにしてもいいですし、水菜やサラダほうれん草のように生で食べられるものなら、そのままサラダとして出せます。

ちなみに、生の野菜であれば、両手のひら1杯分がおよそ100グラムです。「1食につき、両手のひら1杯強の緑色の濃い野菜を主菜と副菜で食べる」。これを目安にすると、葉酸の量をこまかく計算しなくても、1日およそ400マイクログラムをクリアできるはずです。

葉酸を1日400マイクログラム摂ることは、一度習慣にしてしまえば、それほど難しくはありません。けれど、慣れないうちや忙しいときなど、①、②、③を実行できない日もあるでしょう。「あともう1品、葉酸を摂れるメニューをプラスしたい」

という日もあると思います。そんなときは、④の「納豆のちょい足しメニューを覚えておく」と便利です。納豆1パック（50グラム）には約60マイクログラムの葉酸が含まれています。もちろん、そのまま食べるのもいいのですが、毎食では飽きてしまいます。そこで、のり、ほうれん草、モロヘイヤ、野沢菜漬け、アボカドなど、葉酸を含む食品を「ちょい足し」するのです。

「畑の肉」と呼ばれるほど栄養豊富な大豆を発酵させた納豆は、日本が誇る健康食。良質なたんぱく質をたっぷり摂れるうえ、イソフラボンやレシチン、カルシウムといった栄養素も含まれ、葉酸の働きを助けるビタミンB_6も含まれています。

巻末のレシピページでは、納豆のちょい足しレシピを紹介しています。忙しいとき、少しでも葉酸を摂りたいときは、ぜひ試してみてください。

●「サプリ米」なら十分に摂取できる！

体に必要な栄養素は、普段の食事から摂るのが理想的です。なぜなら、食べ物から摂取した栄養素は体内に蓄積しにくく、サプリメントに比べれば、過剰摂取によるリスクが少なくて済むからです。何より、食べることは生きる基本です。よく噛んで食べれば脳が活性化しますし、おいしいものを味わって食べればストレスの解消にもなります。したがって、葉酸も食事から摂ることをいちばんに考えてほしいと思います。

とはいえ、「3食料理する時間がない」「仕事柄、外食が多くなってしまう」「料理が苦手」などの理由から、食事だけで毎日400マイクログラムの葉酸を摂るのが難しい人もいるでしょう。そこでおすすめしたいのが、葉酸添加食品の利用です。

葉酸摂取に取り組んでいるアメリカやカナダ、オーストラリアなどでは、コーンフレーク、パン、ベーグル、コーンミール、パスタ、小麦粉など、多くの葉酸添加食品が売られています。こうした国々ほど種類が豊富ではありませんが、日本でも手に入れることは可能です。

現在、国内で最も手に入れやすいのが、ハウスウェルネスフーズ株式会社と女子栄養大学が共同開発した『新玄 サプリ米 葉酸米』でしょう。葉酸とビタミンB_1、ビタミンB_6、ビタミンB_{12}を国産の精白米にコーティングしており、炊飯時に混ぜて炊くだけで葉酸を手軽に補給できます。

なお、講演などで葉酸米を紹介すると「ごはんの味が変わりませんか?」と聞かれることがありますす。これについては心配ありません。適量を超えて入れない限り、見た目も味も変わらないよう配慮されています。

図表16 葉酸添加食品の例

●新玄 サプリ米 葉酸米	ハウス公式通販(https://www.house-direct.jp/)、各種通販サイト、スーパーなどで購入が可能です。
●さかど葉酸ブレッド	葉酸150マイクログラム(食パン6枚切　1枚あたり)
●さかど葉酸たまご	葉酸120マイクログラム(100グラム、L玉2個あたり)
●さかど葉酸ドレッシング	葉酸20マイクログラム(大さじ1杯あたり)
●さかど葉酸かムりんとう	葉酸112マイクログラム(1袋80グラム)
●葉酸入りダックワーズ	葉酸63マイクログラム(1個あたり)

このほか、埼玉県坂戸市では、女子栄養大学、地元企業と連携し、「さかど葉酸添加食品」の開発をしています。葉酸添加食品は埼玉県坂戸市内の小売店や都内の一部店舗で購入できますので、都内近郊にお住まいの人はぜひ試してみてください。

そのほか坂戸商工会は「さかど葉酸いただきマップ」（http://www.sakado-yousan.com）をつくり、葉酸添加食品を利用したメニューのあるレストラン、スイーツショップなどがすぐ見つかる工夫もしています。

また、話題の「ふるさと納税」でも、坂戸市は返礼品として、「さかど葉酸しょうゆドレッシング」「葉酸米」「さかど葉酸精」などを用意しています。

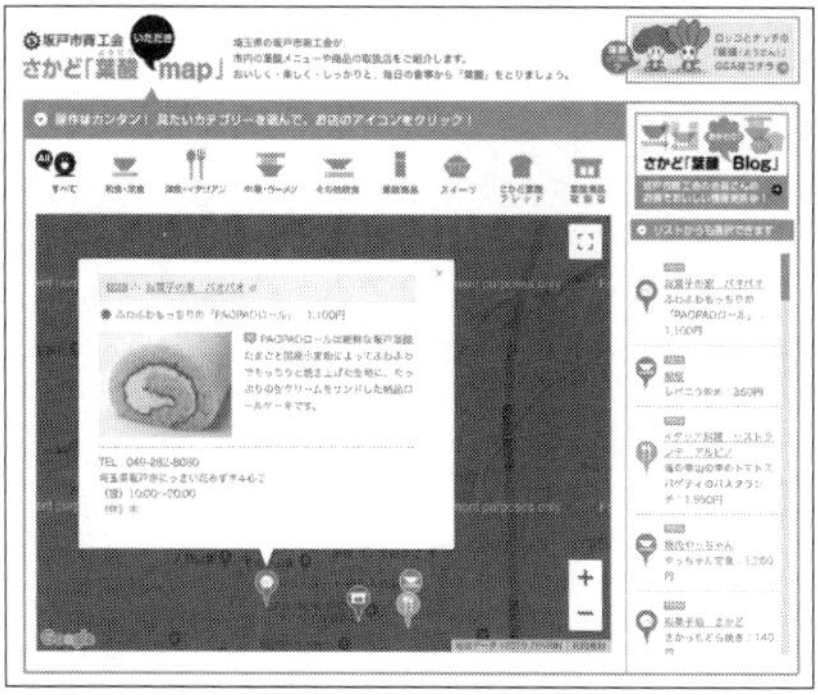

坂戸市商工会「さかど葉酸いただきMAP」
http://www.sakado-yousan.com

葉酸添加食品の入手が難しい人は、市販されている葉酸のサプリメントを利用するのもいいでしょう。葉酸にはいくつかの種類があり、代表的なのが「ポリグルタミン酸型」と「モノグルタミン酸型」（プテロイルモノグルタミン酸）です。

3章で書いたように、ポリグルタミン酸型は、複数のグルタミン酸が結合した葉酸のこと。動物性食品、植物性食品に含まれる葉酸のほとんどは、これです。ポリグルタミン酸型はグルタミン酸が複数結合しているため、体内で分解して利用するにはいくつもの工程が必要となり、その過程で栄養素が損なわれてしまいます。

一方のモノグルタミン酸型は、1つのグルタミン酸が結合した葉酸です。加工食品やサプリメントなどに添加されている葉酸の多くはモノグルタミン酸型。体内での利用効率が約85％と、ポリグルタミン酸型に比べると非常に効率がよいのが特徴です。

●ビタミンB群と一緒なら効果倍増

私たちの体は、全部の栄養素がそろってようやくきちんと機能します。テレビや雑誌などで「○○だけ摂れば病気にならない」「△△を食べるだけで健康になる」といった謳い文句をよく見聞きしますが、そういうことはありえません。葉酸も同様で、葉酸だけ摂っていれば健康になれるわけではないのです。

葉酸は特に、ビタミンB_{12}とビタミンB_6と一緒に摂ると効果的です。

復習になりますが、ホモシステインの大もとはメチオニンという必須アミノ酸です。メチオニンが肝臓で代謝・分解される過程でホモシステインが発生します。通常であれば、ホモシステインは葉酸とビタミンB_{12}の働きによって、再びメチオニンへとリサイクルされます。また、この代謝経路とは別に、ビタミンB_6の作用により、ホモシステインがシステインという抗酸化物質に変わる経路もあります。つまり、悪玉アミノ酸であり、動脈硬化、脳卒中、心筋梗塞、認知症といったさまざまな病気の引き金となるホモシステインを無害化するには、葉酸にプラスしてビタミンB_6とビタミンB_{12}の摂取も必要なのです。

このほか、卵、レバー、大豆などに多く含まれるコリンも葉酸の働きを助けます。コリンはビタミン様物質で、細胞膜を構成するレシチンの材料になります。動脈硬化や高血圧を予防する働きがあるともいわれています。

ちなみにビタミン様物質とはビタミンと同様に体内に微量に存在する有機化合物のこと。コエンザイムQ10、ビタミンUなどもビタミン様物質で、その健康効果が近年注目されています。

日本ではコリンの推奨量は決められていませんが、アメリカでは葉酸と同様に重視されており、1日あたりの推奨量は男性550ミリグラム、女性425ミリグラムとなっています。

なお、葉酸、ビタミンB_{12}、ビタミンB_6、コリンのいずれも水溶性です。水溶性のビタミンは体内で使われないと排泄されてしまうため、毎食摂るのが理想的です。詳しくは5章で説明しますが、食事は1日3回摂るほうが栄養のバランスをとりやすく、さらに、太りにくいというメリットがあります。3食それぞれで葉酸、ビタミンB_6、

図表17　ビタミンB_{12}とB_6を多く含む食品

ビタミンB_{12}を多く含む食品	
食品	100gあたり(μg)
あさり・生	52.4
しじみ	62.4
かき・生	28.1
さんま・生	17.7
牛レバー	52.8
鶏レバー	44.4
焼きのり	57.6

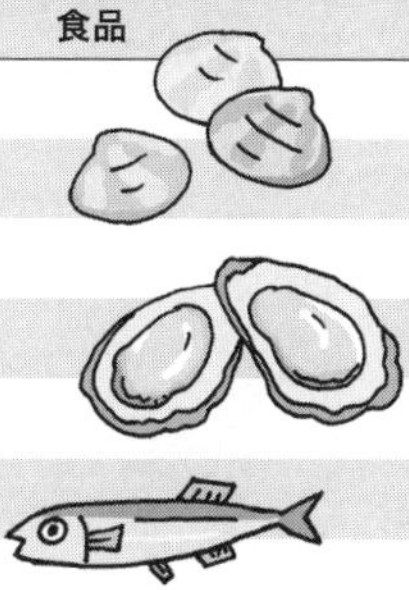

ビタミンB_6を多く含む食品	
食品	100gあたり(mg)
みなみまぐろ(赤身)	1.08
かつお	0.76
さんま	0.54
牛レバー	0.89
鶏ひき肉	0.68
鶏ささみ	0.6
にんにく	1.50
赤ピーマン	0.37
モロヘイヤ	0.35
ピスタチオ(炒り)	1.22

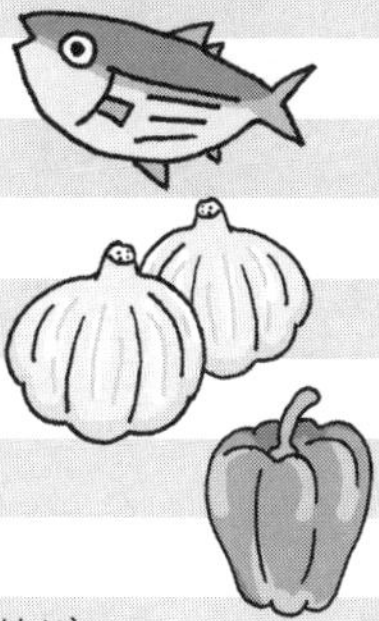

成分値は「日本食品標準成分表2015年（7訂）」より

ビタミンB_{12}、コリンを摂れる食事をめざしましょう。

●葉酸でガンのリスクは減るのか？

講演などで葉酸についてお話しすると、こんな質問をされることがあります。

「葉酸の摂取にリスクはないのでしょうか？」

「葉酸を摂りすぎたらどうなりますか？」

本書を読んでいる人のなかにも同じような心配をしている人もいるかもしれません。

私は基本的には、葉酸の摂取によるリスクはほとんどないと考えています。その理由は大きく分けて2つあります。

1つは、食べ物から摂る葉酸は体内での吸収率がよくないからです。これまで説明してきたように、動物性食品、植物性食品に含まれる葉酸のほとんどは「ポリグルタミン酸型」です。ポリグルタミン酸型葉酸は複数のグルタミン酸が結合したものです。

体内で代謝される際にはいくつもの工程が必要で、その分、栄養素が失われます。ポリグルタミン酸型葉酸の場合、１００マイクログラム摂取したとしても、実際に体内で利用されるのは50～60％にすぎません。

また、葉酸は水溶性ビタミンですから体内に蓄積されません。食べ物から葉酸を摂っている限り、葉酸を摂りすぎるリスクはまずないといえるでしょう。厚生労働省も、食べ物から摂取する葉酸の量については、耐用上限量を定めていません。

（耐用上限量とは、この量を超えて摂取した場合、過剰摂取による健康障害が発生するリスクがゼロではなくなることを示す値です）。

もう１つは、アメリカをはじめとする諸外国で葉酸摂取の実績があるからです。たとえばアメリカなら、１９９８年から穀類への葉酸添加が義務づけられています。アメリカの人口は約３億２０００万人。それだけの人がもう20年、野菜や葉酸添加食品から葉酸を摂取しているのです。食品への葉酸添加はカナダ、オーストラリア、インドネシアなど80カ国以上で行われています。これらの国の人々が身をもって葉酸の安全性を立証してくれているのです。

あえてリスクを挙げるとすれば、食事からではなく、サプリメントのみで葉酸を摂取する場合です。

サプリメントや葉酸強化食品には、モノグルタミン酸型の葉酸が使われていることがほとんどです。前述のとおりモノグルタミン酸型はポリグルタミン酸型に比べると吸収率が高く、体内での利用率はおよそ85％といわれています。

モノグルタミン酸型の葉酸を大量摂取した場合、血清尿酸値が高いことが起因となる健康障害（神経障害）が報告されています。こうした状況を受け、厚生労働省では、サプリメント等から摂取する場合の葉酸の耐用上限量を「1日あたり900～1000マイクログラム」（成人の場合）と定めています。

といっても、耐用上限量を超えて摂取したからといって、ただちに健康被害があるというわけではありません。現在、医療用の葉酸は1錠が5000マイクログラムとなっていますが、妊婦さんに1日1錠、10カ月飲み続けてもらって有害事象が出たことはありません。一度に10錠まとめて飲むようなことをしない限り、安全といっていいでしょう。

なお、葉酸摂取は発がんリスクがあるという説がありますが、これには誤解があります。葉酸とがんの関係については、まだはっきりとしたことはわかっていませんが、多くの疫学調査が、葉酸の摂取を増やすことで、大腸がん、肺がん、食道がん、胃がん、子宮がん、卵巣がん、乳がんといったさまざまながんのリスクが下がることを示唆しています。がんは何らかの原因により傷ついた細胞が異常繁殖して起こります。葉酸には細胞を修復する働きがありますから、がんを予防する効果は非常に高いと考えられます。

ただし、すでにがんを発症している場合は例外です。

なぜなら、葉酸には細胞を修復するだけでなく、合成をサポートする働きがあるからです。すでにがん細胞が発生している場合、葉酸を大量に摂取することで、葉酸ががん細胞の成長を促してしまう可能性は否定できません。実際、抗がん剤として使用されている薬剤には、葉酸の働きを抑制する成分が含まれています。葉酸にはさまざまな健康効果がありますが、がん患者さんに限っては、大量に摂取するのは避けたほうがいいといえるでしょう。

第5章　人生100年時代を健やかに生きる

●100歳まで健康でいることを考えていますか？

ここまで葉酸の効果や摂り方、現状などを中心にお話ししてきましたが、5章では毎日を健康に過ごすためのポイントなどについてお伝えしていきます。

さて、WHOが2018年に発表した資料によると日本人の平均寿命は世界第2位（83・99歳）、健康寿命も2位（74・81歳）となっています。日本人の寿命はこの先どれくらいまで延びていくのでしょうか？　じつは海外の研究によると、2007年に日本で誕生した子どもについて、なんとその半数が107歳よりも長く生きるという推計結果が示されています。いまや100年以上の人生は決して珍しいものではないのです。そこで、国は「人生100年時代構想会議」を実施し、人生100年時代を見据えた経済や社会のシステムの構築について議論しています。

とはいえ、いくら人生100年時代といっても、病気などで苦しみながらの毎日は避けたいものです。特に超高齢化社会を迎えている現在の日本では、高齢者になっても仕事や趣味などで毎日を楽しんでいる人がたくさんいます。そのようないきいきとした生活をずっと続けていくことが、人生１００年時代の理想的な過ごし方といえるでしょう。では、いきいきとした生活をずっと続けていくには何をしたらよいでしょうか？　私がおすすめしたいのは２つです。まずは、葉酸を１日４００マイクログラム摂ること。そして、肥満にならないようにすることです。

肥満といえば、最近ではメタボリックシンドローム（メタボ）とセットで耳にすることが多いでしょう。メタボは、お腹の内臓のまわりに脂肪がついた状態（男性で腹囲85センチ以上、女性で腹囲90センチ以上）で、さらに高血圧・高血糖・脂質代謝異常のうち２つ以上該当している場合に当てはまる内臓脂肪症候群です。メタボになると、糖尿病や高血圧症、心臓病、脳卒中といった生活習慣病を引き起こしやすくなります。

ただし、そもそも肥満自体もさまざまな病気の原因として知られています。たとえば、3章でも取り上げた骨粗しょう症は肥満でも生じる可能性が高くなります。ほかにも痛風や胆石症、がん（大腸がんや乳がん、子宮体がんなど）といった病気も、肥満が原因で発症する場合もあるのです。そのため、もしメタボと判定される条件である高血圧・高血糖・脂質代謝異常に該当していなくても安心してはいけません。肥満そのものが病気の引き金となりやすい状態であることを、ぜひ再認識してください。

●「隠れ肥満」が危ない！

肥満の危険性についてあらためて説明しましたが、自分が肥満に該当するのか確認する方法も覚えておきましょう。肥満の判定基準としては、ＢＭＩ（Body Mass Index）と体脂肪率の2つがよく用いられます。

ＢＭＩは肥満指数や体格指数などと呼ばれるもので、体重（キロ）÷｛身長（メートル）×身長（メートル）｝で算出します。このＢＭＩが25以上の場合、肥満と判定されます。体重と身長さえわかれば算出できるので使いやすい指標です。なお、ＢＭＩが22のときが病気に最もかかりにくい適正体重とされています。

一方、体脂肪率は、体についている体脂肪の割合のことで、男性の場合は20％以上、女性の場合は30％以上で肥満ぎみの状態にあるとみなされます。体脂肪率を正確に測定するのは容易ではありませんが、最近では簡易的に体脂肪率の測定ができる体重計や体脂肪計も普及しているので、それらを用いるとよいでしょう。

図表18　**肥満の判定基準**　BMI＝体重(kg)÷{身長(m)×身長(m)}

BMI	
18.5未満	やせ
18.5以上25未満	普通
25以上30未満	肥満１度
30以上35未満	肥満２度
35以上40未満	肥満３度
40以上	肥満４度

体脂肪率（目安）				
男性の体脂肪率	10%未満	10%以上 20%未満	20%以上 30%未満	25%以上
女性の体脂肪率	20%未満	20%以上 30%未満	30%以上 35%未満	35%以上
判定結果	やせ	標準	やや肥満	肥満

肥満かどうかを把握するときは、できればこの2つの指標の両方をチェックしてください。なぜなら、BMIは適正の範囲にあるのに体脂肪率が高い場合もあるからです。これを「隠れ肥満」といいます。

肥満は通常、男性だと上半身に脂肪がつきやすく（リンゴ型肥満）、女性だと下半身に脂肪がつきやすい（洋ナシ型肥満）という見た目の特徴があるのですが、隠れ肥満の場合はこのような特徴は見られません。しかし、隠れ肥満も一般的な肥満と同様に病気のリスクを抱えている状態なので、改善が必要です。特にダイエットに取り組むことの多い若い女性を中心に、隠れ肥満が増えているので注意しましょう。

●間違ったダイエットが寿命を縮める

この本を読んでいる方のなかには、健康や美容のためにダイエットに励んでいる人もいらっしゃることでしょう。その一方で、頑張ってダイエットに取り組んでいるのにいまひとつ効果が出ない、何度もダイエットに失敗している……と悩んでいる人も大勢おられるのではないでしょうか。

ダイエットがうまくいかないのは、おそらく方法に問題があります。「○○だけを食べる」「プチ断食」「糖質制限」といった簡単に実践できそうなダイエットが話題になることは少なくありませんが、専門家の立場から申し上げると、それらの方法で正しいダイエットに成功するケースはほぼないといってもよいでしょう。

詳しくはこれから順を追って説明していきますが、正しいダイエットとは正しい食生活や生活習慣を実践して、少しずつ体重を減らしていくことです。そして、基礎代謝を維持しながら体脂肪を減らしていき、「やせやすい体質」へと変えていきます。

極端な食事制限を行えば確かに短期的には体重が減るかもしれませんが、同時に、筋肉量や骨密度などの減少にともなって基礎代謝も減っていくため、むしろ太りやすい体質になってしまいます。そのような状態ではリバウンドせずに体重を維持するのは困難です。また、このようなダイエットでは、隠れ肥満になってしまう可能性も高くなります。隠れ肥満の大半が内臓脂肪による肥満だといわれていて、メタボと同様、生活習慣病を引き起こしやすいのです。

以上からもわかるように、本当にダイエットを成功させたければ、すぐにやせられると謳っている方法に安易に飛びつくのをやめましょう。効果が出ないばかりか、かえって太りやすい体質になってしまいます。また、極端な方法でのダイエットは体をぼろぼろにしてしまい、寿命を縮めることにもなりかねません。健康で長生きするためのダイエットで身を滅ぼしてしまっては本末転倒です。

なお、女子栄養大学の栄養クリニックで指導しているダイエットは、ひと月に1キロというペースで減らしていく方法をとっています。万全な栄養バランスのもとでの筋肉や骨密度の減少がないダイエットなので、リバウンドを起こさず健康の維持が実現できるのです。このことは30年にわたる追跡調査からも証明されています。

●「時計遺伝子」を知っていますか？

肥満にならないために食生活で大切なことは？　こう聞かれたとき、「何を、どれだけ食べればよいかを意識する」といった答えを思い浮かべる人が多いのではないでしょうか。つまり、栄養素やカロリーなどの摂取量をコントロールするということです。正解のように見えますが、じつはこの答えでは満点をあげることはできません。

なぜなら、1日の栄養所要量やカロリーをしっかり守っているのに、太ってしまうというケースがあるためです。どうしてこのようなケースが生じるのでしょうか？　この疑問は栄養学の専門家の間でも謎とされてきましたが、1997年に「時計遺伝子」という遺伝子が見つかったことで解明することができました。

時計遺伝子とは、私たち人間の体のなかに備わっている時間計測を行う仕組みのことです。いわゆる「体内時計」に影響を与えている遺伝子といってよいでしょう。私たちは朝目覚めて、昼間に活動し、夜眠るという生活サイクルを基本としていますが、このサイクルに合わせて行動できるようにホルモンの増減などを行うのが時計遺伝子です。

そして、食事についても時計遺伝子が大きく影響していることがわかりました。具体的には、たとえ同じ食事でも、食べる時間や食べる順番、食べる速さで吸収率や代謝がまったく異なるのです。その結果、栄養所要量やカロリーが適切であったとしても、食べる時間や食べ方によっては太ってしまう場合もあり得るというわけです。

よって、さきほどの「肥満にならない生活を送るためにはどうすればよい？」という問いに対しては、「いつ、何を、どの順番で、どれだけの量を、どれだけの速さで食べればよいかを意識する」というのが、より正確な答えとなります。従来は食べるものと量ばかりが重視されてきましたが、食べる時刻、順序、速度も非常に大切だったのです。

この時計遺伝子に基づいた栄養学を「時間栄養学」といい、葉酸とともに、私が近年の研究テーマとしている分野です。時間栄養学で提唱している内容については、厚生労働省が5年ごとに策定している「日本人の食事摂取基準」でも2015年版で取り上げられるなど、いま大変注目されています。

時間栄養学に則った生活を実践することが、肥満予防やダイエットの成功につながります。

●食べる量が少ないのになぜ太る？

みなさんは毎日きちんと朝食を摂っていますか？　忙しさや調理の面倒くささから、つい朝食を抜いている人も多いのではないでしょうか。また、最近では「朝は何も食べないほうが、デトックス効果があってよい」などという根拠不明の説も出回っていて、あえて朝食を摂らない人もいるようです。

しかし、時間栄養学の見地から断言できます。朝食を摂らない人は、朝食を摂っている人よりもはるかに太りやすくなってしまいます。たとえ昼食と夕食の2食で1日の栄養所要量やカロリーを超えていない場合でも、朝食を抜いていること自体が太る原因となるのです。実際、マー・ヤンシェン教授（マサチューセッツ医大）らの研究によれば、「朝食を抜いている人はカロリー摂取が少ないのに、朝食を摂っている人よりも肥満の危険度が5倍も高い」とのデータも示されています。

なぜ朝食を抜くことが太ることにつながるのでしょうか？　それには、時計遺伝子の働きが大きく関わっています。

時計遺伝子が私たちの生活サイクルに合わせてホルモンを調整していることはすでに説明しましたが、代謝などもつかさどっています。代謝とは、食事で摂取した栄養素を体内に取り入れて、エネルギーとして消費したり、古い細胞を新しい細胞に生まれ変わらせて体をつくったりすることですが、栄養素を分解する過程で熱を出します。食事を摂ると体が温かく感じるのはこのためです。

この熱量が大きいほど栄養素が多く消費されているので、熱量が小さい人よりもやせやすくなります。そして、同じ食事内容でも食べる時間帯によって体が発する熱量がまったく異なり、朝食の場合はなんと夜食の４倍も熱量が大きいのです。

朝食を摂ったときの熱量が大きい理由は、起きたばかりの体を活性化するのに大量のエネルギーを消費する必要があるためで、朝食で摂取した栄養素が多く使われるからです。一方、体が休息の準備に入っている夜の時間は、エネルギーは日中ほど消費されません。よって、夜食で摂取した栄養素の大半が使われることなく、脂肪として貯蔵されます。これが朝食と夜食での熱量の違いとして表れているのです。

さらに、朝食を摂らない生活が当たり前になってしまうと、体を活性化させるのに使う栄養素が不足するため、代謝を下げて消費エネルギーを減らすように時計遺伝子が調整するようになります。そして、前日の昼食や夕食で体内に取り入れた栄養素も、エネルギーに使うのではなく、優先的に脂肪へと変えるようになってしまいます。

また、時計遺伝子の影響以外にも、朝食を抜くと太ってしまう理由として、筋肉が衰えてやせにくくなるからという点があります。

私たちが食事で取り込んだ栄養素のうち、特に米などの炭水化物は分解されて糖質へと変わり、それが腸から吸収されるとブドウ糖として血液に運ばれます。血液中のブドウ糖のことを血糖といい、これが生命維持での主要なエネルギーとなります。

脳が活動するにはこのブドウ糖（血糖）が欠かせません。ほかの臓器であれば脂肪をエネルギーに変えて利用することができますが、脳のエネルギーはブドウ糖のみなのです。もし朝食を抜くなどして炭水化物が入ってこない場合、肝臓に一時的に蓄えられているグリコーゲンという物質を代わりに分解し、血糖として使用します。

しかし、肝臓はグリコーゲンを半日分程度しか貯蔵できません。なので、もし朝食を抜くなどして、前日の夕食から12時間以上も何も食べていない状態になると、グリコーゲンも使い果たしてしまうことになります。そうすると、今度は筋肉や骨に含まれているたんぱく質を分解し、アミノ酸をブドウ糖に変えて血糖に使います。その結果、たんぱく質を使ってしまった筋肉や骨は衰えることになります。

筋肉は生命維持のエネルギーである基礎代謝をつかさどっていますから、筋肉が衰

える と基礎代謝も減り、エネルギーが使われにくくなってしまいます。これでは、朝食を抜いて1日の食べる量を減らしても、ダイエット効果は期待できません。

さらにもう1つ、朝食を抜くと太る理由があります。

朝食を抜いて空腹が続くと昼食時に過食になりがちです。そうすると、血液中のブドウ糖濃度を示す血糖値が一気に上昇します。血糖値が上がると、すい臓からインスリンというホルモンが大量に分泌されます。インスリンには、血糖を全身の細胞に取り込んだり肝臓にグリコーゲンの形で貯蔵したりする役割がありますが、血糖を脂肪に合成する働きも担っているため、体に脂肪が増える原因となるのです。

朝食抜きの生活がいかに太ることにつながるのかがおわかりいただけたでしょうか。

また、朝食をおろそかにすれば、その分、葉酸を摂取するチャンスを逃すことになります。私がおすすめする1日あたりの葉酸摂取量は400マイクログラムです。これをクリアするには、朝食でも緑色の濃い野菜をしっかりと食べて、葉酸を摂取する必要があります。いずれにしても、3食を基本とする生活は、体が栄養素を適切に活用するうえでじつに道理にかなっていることを忘れてはいけません。朝食は必ず摂るようにしましょう。

●脳内の体内時計をリセット

朝食抜きの生活では太ってしまうことを説明しましたが、朝食を摂らないとほかにも弊害が出てきます。その1つが体内時計への悪影響です。

体内時計をつかさどるのは時計遺伝子ですが、「中枢時計遺伝子」と「末梢時計遺伝子」という2種類があります。そのうち、中枢時計遺伝子は脳内に存在していて、体全体の細胞がしっかりと機能するようにコントロールします。一方、末梢時計遺伝子は心臓や肝臓、筋肉などの全身の細胞内に存在していて、各細胞を独自にコントロールしています。体内時計は、この2種類の時計遺伝子が正しく働くことではじめて機能するのです。

しかし、これらの時計遺伝子は、私たちの生活サイクルである24時間周期よりも1時間長い、24時間10分の周期で動いているという特徴があります。このままでは毎日少しずつズレが生じてしまうのですが、ある方法で24時間にリセットされています。

中枢時計遺伝子を24時間にリセットする方法は、朝日を浴びることです。朝日に含まれる青い波長の光が、目の網膜から中枢時計遺伝子へと伝わり、時間が調節されます。ところが、もう一方の末梢時計遺伝子は朝日で調節を行うことができません。そこで朝食の出番となります。朝食として食べ物を食べることで、末梢時計遺伝子でも時間調節の効果が出るのです。

その際に重要となるのが、中枢時計遺伝子と末梢時計遺伝子はほぼ同じタイミングでリセットしなければならないという点です。朝日で中枢時計遺伝子を作動させても、朝食を抜いては末梢時計遺伝子が作動せず、中枢時計遺伝子からの命令を末梢時計遺伝子が受け取ってくれません。その場合、体温や血圧がしっかりと上がらないため、日中の活動に支障が出てしまいます。

なお、「ほぼ同じタイミングでリセット」するためには、起床後2時間以内に朝食を食べることが必要です。それ以上遅くなると、中枢時計遺伝子と末梢時計遺伝子のリズムがバラバラになってしまいます。

加えて、毎朝、決まった時間に朝食を摂ることも重要です。朝食の時間が日によって異なると、体内時計が乱れる原因となってしまうからです。そしてもう1つ、葉酸を十分に摂取することも大切です。私たちが朝、目を覚ますことができるのは、副腎皮質ホルモンの働きによるところが大きく、最近の研究から、葉酸はこの副腎皮質ホルモンの適切な分泌に必要であることがわかっています。快適な目覚めには葉酸の摂取が欠かせないのです。

●「分食」のすすめ

私たちの生活サイクルにおいて夜とは眠るための時間帯です。夜がふけてくると、時計遺伝子は、徐々に眠りにつくための準備にとりかかります。そのため、体内のエネルギーはほとんど使われず、摂取した栄養素は脂肪として蓄えられることになります。ですから、夕食が夜遅い時間になればなるほど、栄養素の多くが脂肪の生成にまわされてしまいます。

理想としては、夕食は18時までに済ませてほしいところです。寝るまでにまだまだ時間があるので、摂取した栄養素もエネルギーとして消費することができ、脂肪に変えられる分も少なくなります。

とはいえ、18時といえば、まだまだ仕事中という人も少なくないでしょう。１日のラストスパートをかけている最中に夕食を摂るのはなかなか難しいかもしれません。そうであれば、せめて20時までの夕食をめざしてください。それなら、まだ脂肪に変わるのも少なめで済みますが、これ以上遅くなると、どんどん脂肪に変わってしまいます。

「私は日ごろから残業が多く、どうしても夕食が21時以降になってしまうのですが、そういう場合は諦めるしかないのでしょうか？」

なかにはそういう声もあるかもしれません。そのような人にすすめたいのが「分食」です。これは、21時以降に一度に夕食を摂るのではなく、18時よりも前に米などの主食を食べてしまい、おかずにあたるものを21時以降に済ませる食べ方です。「米を先に食べるのなんて難しい」と思うかもしれませんが、おにぎりなどの形であれば、仕事の合間に食べることもできます。エネルギーにいちばん使われやすい炭水化物を先に摂取しておくことで、脂肪に変えるのではなくエネルギーとして消費してもらうわけです。

また、分食は飲み会にも有効な方法です。たとえば年末の忘年会シーズンなどになると、連日遅い時間まで飲み食いする機会が増える人も多いでしょう。こういうときは、飲み会が始まる前の18時以前に主食だけ先に食べておくのです。そして、飲み会では主食を控えるようにすれば、脂肪が体につくのをだいぶ抑えることができます。

このような工夫を取り入れて、夜遅くの夕食を避けるようにしましょう。

●水曜の昼食が太りにくい理由

理想的な朝食、夕食の摂り方を説明しましたので、最後に昼食についても見ていきましょう。

昼食は、朝・昼・夕の食事のなかでいちばん自由に食べてもよい食事とされています。ダイエット中には控えたほうがよいとされている揚げものでも、昼食であれば食べても問題にならないことが多いのです。

なぜ、昼食は自由に食べてもよいのでしょうか？　その秘密は、中枢時計遺伝子に含まれている「ビーマルワン」というたんぱく質が関係しています。ビーマルワンには栄養素を脂肪合成する役割があるのですが、18時から翌朝の4時にかけて活発化するという特徴もあります。先ほど「夕食は18時までに摂るのが理想」と述べたのも、ビーマルワンが活発化する前に夕食を済ませたいという意味合いからでした。

つまり、18時から翌朝の4時まで以外の時間については、ビーマルワンはあまり積極的に脂肪をつくらないわけです。特に10時から16時（午後4時）までの間は活動が低下することがわかっています。昼食の時間帯は、ビーマルワンが活動していないタイミングと一致していることから、自由度の高い食事が可能なのです。

ただし、エネルギーとして使いきれないほどの栄養素を摂取してしまうと、余った分は脂肪になってしまいます。食べすぎにはくれぐれも注意しましょう。

ところで、時計遺伝子は1日単位で動いて

図表19 ビーマルワンの1日の周期

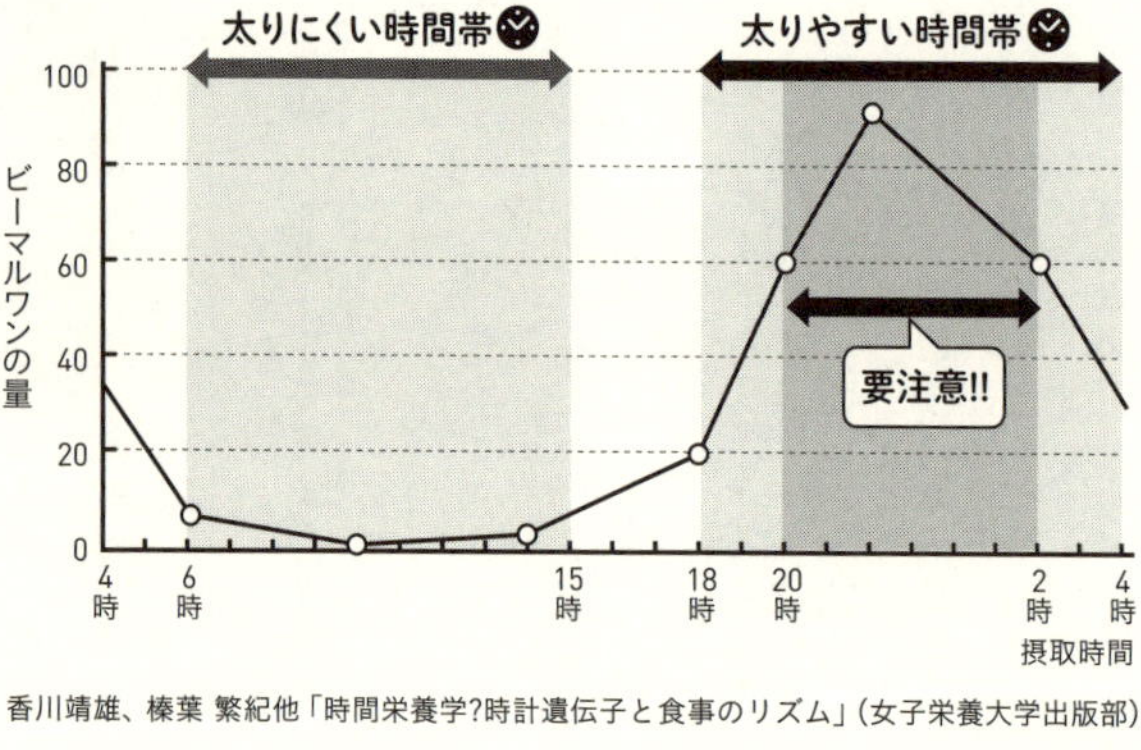

香川靖雄、榛葉 繁紀他「時間栄養学?時計遺伝子と食事のリズム」（女子栄養大学出版部）

いますが、1週間単位でもサイクルを構築していることがわかっています。そして、この1週間サイクルにおいては、水曜日がエネルギー消費量の高くなる日なのです。そのため、水曜日の昼食は特に太りにくいので、カロリーが高めのものを食べたいときはこのタイミングをおすすめします。

●女子栄養大学の食事黄金比は3：3：4

3食のカロリーは、朝・昼・夕の食事バランスを3：3：4としましょう。これは、日本人サラリーマンの健康意識調査と女子栄養大学の栄養クリニックでのメタボ治療内容に基づく黄金比です。

そもそも朝食を摂っていない人の場合、食事バランスが0：4：6になっている場合が多いと思われます。まず朝食をしっかりと摂って、配分を整えることが大切です。

ところで、夜はエネルギーをあまり消費しないはずですが、黄金比では夕食のほうにやや重きを置いています。その理由は、「成長ホルモン」の存在です。成長ホルモンは就寝中に分泌される物質で、日中の活動で疲労した骨や筋肉を修復させる効果があります。成長ホルモンがきちんと分泌されるためには、夕食をしっかり摂る必要があるのです。

なお、この食事バランスは18時までに夕食を摂ることを前提としています。前にも説明したとおり、夜遅くの夕食は太る原因となってしまうため、どんなに遅くとも20時までには夕食を終えるように心がけてください。

●「サラダ→ごはん」で血糖値をコントロールする

食事を摂るときに何を最初に食べるかを、どれほどの人が意識しているでしょうか。もし、いままで意識したこともなかった場合は、次の食事の際にぜひ一度意識を向けてみてください。そして、何気なくごはんやパンを真っ先に食べはじめた人は要注意です。それは太りやすい食べ方をしているのです。

炭水化物であるごはんなどを先に食べてしまうと、体内では急激に血糖値が上がります。すでに説明しましたが、血糖値とは血液中のブドウ糖濃度のことです。過食で血糖値が急上昇するのと同様、空腹時に炭水化物を摂取した場合も血糖値が上がるのです。そして血糖値が上がると、今度は血糖値を下げるためにインスリンがどんどん分泌されます。このインスリンが血糖を脂肪へと変えてしまうわけです。

これを防ぐには血糖値をゆっくりと上げていく必要があります。そのためにも最初に食べるべきなのはサラダなどの野菜類です。ごはんよりも野菜を先に食べると、血糖値の上昇スピードがゆるやかになり、それにともない、少しずつゆっくりとインスリンが分泌されるようになります。

実際に同じメニューで「ごはん↓サラダ」と「サラダ↓ごはん」の２パターンの順番で食べたときの、血糖値の上がり方を比較した実験結果が図表20です。ごはんから先に食べた場合は30分後に血糖値が最大となるのに対し、サラダから先に食べた場合

図表20　食べる順番による血糖値の上がり方の違い

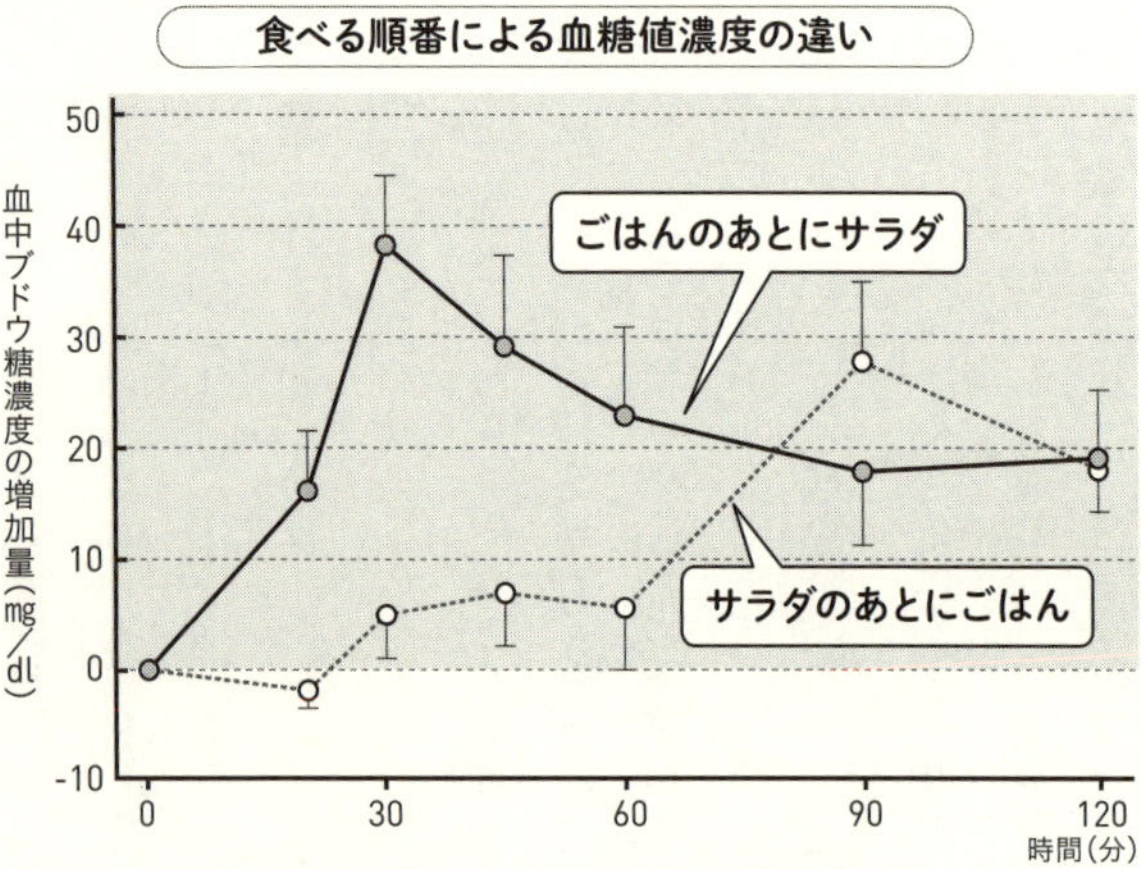

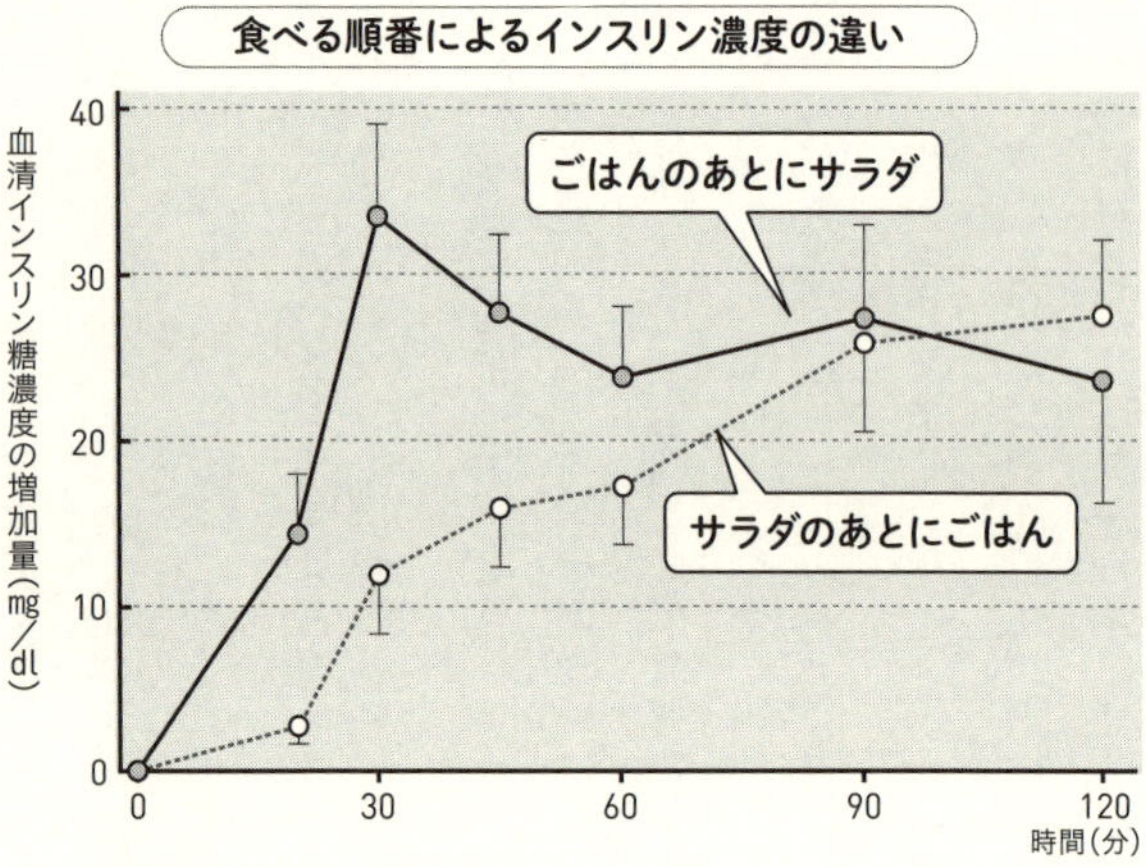

金本郁夫他「糖尿病 」（53号・2010年）より

には90分後に最大となり、血糖値の上昇スピードは３分の1となります。さらに、その最大値もごはんから先に食べた場合より低いことがわかります。

同じメニューにもかかわらず食べる順番だけでこんなにも違いが生じるというのは、驚くべきことですね。

また、ごはんから真っ先に食べてしまうと、空腹感をもたらす摂食中枢が糖質によって刺激され、食欲が促進されてしまうという問題もあります。しかし、野菜を先に食べれば、野菜に含まれている食物繊維が水分を吸収してふくらみ、お腹が満たされやすくなります。つまり、食べすぎを防ぎ腹八分目で食事を終えることができるわけです。

ところで、昔から「早食いはよくない」「ゆっくり食べなさい」とよくいわれますが、これも太らない生活のために大切なことです。

たとえば２００９年に実施された厚生労働省の国民健康・栄養調査では、20歳以上の肥満男女とも、圧倒的に食べるのが速い人が多かったという結果が出ています。これは標準体重ややせている人よりも顕著でした。

早食いが太りやすいのは、満腹を感じる前にどんどん口に入れてしまい、結果的に食べすぎになってしまうためです。ゆっくり食べた場合は、よくかむことで満腹中枢が刺激され、満腹感を抱きやすくなります。それほど多くの量を食べなくてもお腹がいっぱいに感じられるでしょう。

●「甘いものは16時まで」が常識

栄養素を脂肪に変えてしまうビーマルワンというたんぱく質は、日中に活動が低下するとさきほども説明しました。10時〜16時が特に活動していない時間帯です。

同じものを食べる場合、この時間に食べるのと、この時間以外に食べるのとでは、脂肪のつき方に大きく違いが出てしまいます。ですから、もしお菓子などの甘いものを食べたいときは、この時間内に食べるようにしましょう。

もちろん、食事とのバランスを考えることが鉄則です。お菓子ばかりをバクバク食べてしまえば、さすがにカロリーがオーバーしてしまい、太ってしまいます。

そのためにも、食べる量や食べる時間をしっかりとコントロールすることが大切です。仕事や家事をしながら、またはテレビやスマホを観ながらダラダラと食べる、いわゆる「ながら食べ」は、いつのまにかたくさんのお菓子を食べすぎてしまうことにつながるので避けましょう。

最初に食べる量や食べる時間を決め、それ以外には食べないようにします。お菓子をたくさん買い込んでしまう人は、食べたいときに食べたいものだけを厳選して買うようにするとよいでしょう。

なお、大福もちなどの和菓子のほうが、ケーキやドーナツなどの洋菓子よりも太りにくいのです。洋菓子にはバターや牛乳、卵といった動物性食品が使われていることが多く、炭水化物や脂質が豊富に含まれているため、カロリーが高くなってしまうのです。どうしても洋菓子を食べたいときは、夜の食事での炭水化物や脂質の摂取を減らすなどして、コントロールを心がけてください。その場合は、もちろん栄養バランスを崩さないことが大前提です。

また、いくら10時〜16時であれば太りにくいといっても、毎日お菓子を食べ続けてしまえば、少しずつ脂肪が蓄積していってしまいます。お菓子がないと空腹に耐えられない場合、そもそも食事バランスに問題がある可能性もありますので、一度見直してみてください。ダイエットのために昼食を極端に減らしていても、毎日しっかりと間食をしていては元も子もありません。栄養バランスに劣るお菓子を、減らした食事の埋め合わせに使わないように気をつけましょう。

●運動が苦手な人にはこの方法がある

ここまで肥満にならないためのポイントを食生活中心にお話ししましたが、もちろん運動で脂肪を燃やす方法も有効です。ただし、運動でしっかりとやせるためには、週3回、1回2時間は体を動かさないと効果が出ないともいわれます。スポーツジムに通う場合でも、このペースを維持するのはなかなか大変です。

もちろん、運動で筋肉をつければ基礎代謝が上がるので、やせやすい体へと変化していきます。運動だけでなく食事の改善を実践すれば、さらに太りにくい生活を送ることができるでしょう。

ただ、なかには運動が苦手だという人もいるでしょう。このような人に覚えておいてほしいのは、「消費エネルギーを増やす方法は〝運動〟だけではない」という点です。家事や通勤中の階段移動、買いもの、犬の散歩などといった日常生活の活動でも、しっかりと運動したときと同様の脂肪燃焼効果があることがわかっています。これらふだんの生活で行われている活動のことを「非運動性身体活動」といい、非運動性身体活動での活動量を意識的に増やすことで、消費エネルギーがアップするのです。

たとえば、いつもより早起きすれば、1日の活動量が増えることになります。通勤や通学のときも、いつもより早足で歩いたり階段を上り下りしたりするのを心がけてみてください。家事では風呂掃除やトイレ掃除をふだんよりも入念にしたり、買いものので自転車に乗って少し遠い店に行ったりするのも効果的です。

もし体重60キロの人が、普通のペースでの歩行や屋内の掃除、階段を下りるなどの活動を計1時間行えば、それだけでエネルギー消費量は189キロカロリーに換算されます。これは20分間のジョギング（147キロカロリー）よりも多いのです。日常生活でも十分な運動効果が期待できることがわかります。これなら、急な運動でけがをしたり体を悪くする心配もありませんし、フレイルの予防にもなります。

ちなみに、ハードすぎる運動が寿命を縮めるという驚きの報告もあります。これは、19世紀の国立大学卒業生の死亡者を対象とした平均寿命の調査によるもので、体育系・文化系・理科系のうち、体育系の卒業生がほかの卒業生に比べて、6歳前後も短命だったのです。ほかの調査でも同様の結果が報告されています。

以上からも、やせるために運動を頑張りすぎることも避けたほうがよいのです。

●早死にしたくなければ7時間睡眠にしなさい

健康のために睡眠が重要であるのは、いまさら申し上げるまでもありません。ところで、ハードワークや生活習慣の乱れなどによる睡眠不足が問題視されることが少なくありませんが、実際にはどれくらいの時間眠るのが望ましいのでしょうか？

これについては国内外でさまざまな研究結果が出ていて、寿命と睡眠時間の関係性としては、平均睡眠時間約7時間が最も死亡率が低くなることがわかっています。7時間よりも短いのはもちろん、7時間よりも長い場合も死亡率を高めてしまうのです。

また、肥満や生活習慣病についても、7時間の平均睡眠時間が最も低くなるという研究結果もあります。

図表21をご覧ください。これは平均睡眠時間と肥満度の関係性をグラフで示したものですが、7時間台がいちばん低くなっていて、それ以上でもそれ以下でも上昇傾向

を示しています。

睡眠時間が短いと太ることになるのは、食欲を抑制するレプチンというホルモンの分泌が減り、空腹感を高めるグレリンというホルモンの分泌が増えてしまうためです。食欲が増すことで食べすぎてしまい、結果的に太ってしまうのです。

逆に睡眠時間が長くても太ってしまうのは、眠っている時間が長い分、日中の活動量が少なくなってしまうからといえます。消費エネルギーも減少してしまうので、やはり太りやすくなるわけです。

これらのことからわかるように、睡眠時

図表21 平均睡眠時間と肥満

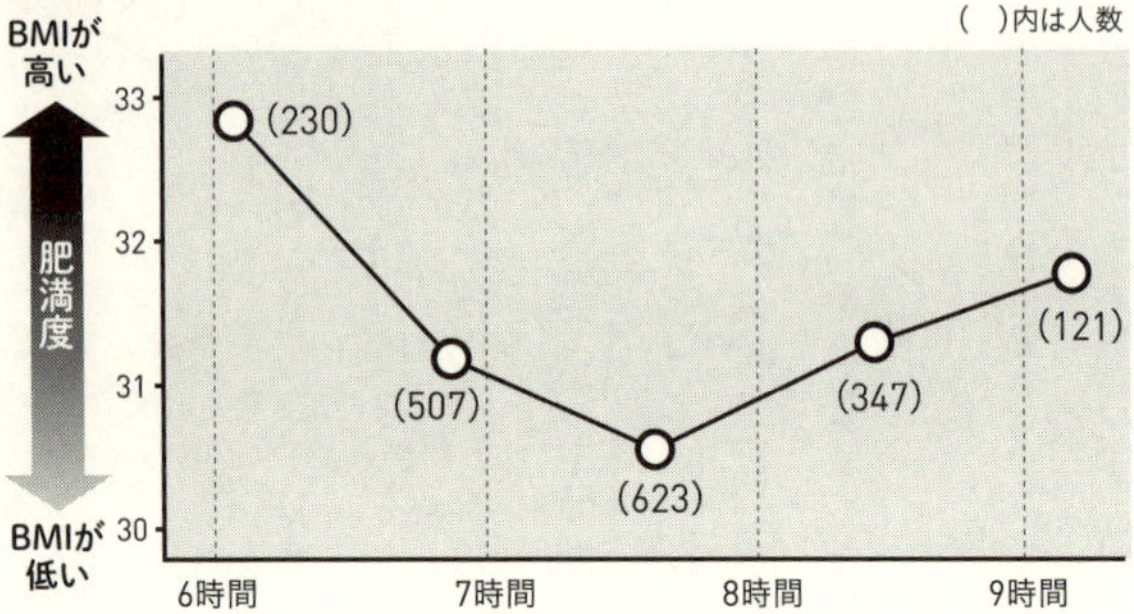

Taihei S 他　雑誌"PLOS　MEDICINE"（2004年）より
※BMI値は調整済み数値、調査対象は30〜60代の男女2917人

間は短すぎても長すぎても問題になるのです。ふだんから睡眠不足を感じている人はもっと睡眠時間を長くとるよう心がけ、寝すぎの人も早起きをするなどして、もっと睡眠時間を短くするように努めましょう。

また、睡眠との関係でよく話題になる症状に「睡眠時無呼吸症候群」があります。長く寝ているはずなのに睡眠不足を感じるときには、この病気を疑ってもよいでしょう。

睡眠時無呼吸症候群は、眠り出したときに呼吸が止まってしまう病気です。呼吸が止まると血液中での酸素濃度が低下するので、しばらくすると目が覚めてしまい呼吸を再開しますが、また眠ると呼吸が止まることをくり返します。

これでは深く眠ることができないため、睡眠不足を招いてしまいます。さらに睡眠中の酸素濃度不足が高血圧や動脈硬化などにもつながり、心筋梗塞や脳梗塞の原因ともなります。さらには睡眠不足によるストレスが血糖値やコレステロール値の上昇を招き、さまざまな生活習慣病が引き起こされるきっかけとなってしまうのです。高血圧や動脈硬化は血中のホモシステイン濃度とも関わりがありますから、葉酸が不足気味の人はさらなる注意が必要です。

なお、睡眠時無呼吸症候群は主に、睡眠中にのどの筋肉がゆるんだ際に、のどにたまった脂肪が気道をふさいでしまうことで起こります。つまり、肥満の人に起こりやすい病気ですので、やはり肥満を改善させることが重要だといえるでしょう。

●86歳でも現役を続ける私の健康法

ここまで人生100年時代を健康に過ごすためのポイントについて、食事・運動・睡眠の3つの面から述べてきました。

仕事などが忙しくて結果的に不摂生な生活を送っている人は、すべてをすぐに改善していくのはなかなか難しいかもしれませんが、少しずつでも取り入れていただければ、確実に健康的な生活を取り戻すことができるはずです。

やることが盛りだくさんのように見えますが、それほど複雑ではありません。重要なのは次の３つです。

●毎日3食をきちんと食べる。食べるときは野菜からゆっくりと
●日常生活のなかでの活動量を増やす
●睡眠は7時間台を心がける

私自身、毎日特別なことは何もしていません。それでも、86歳を超えた現在でも日々元気に大学での仕事や原稿や論文の執筆に取り組めています。

本章の最後に、私の毎日の生活について紹介しましょう。

私は、朝5時半に起きるようにしています。6時半にはＮＨＫの『テレビ体操』を行いますが、その前後に朝食の準備もしています。

朝食で欠かさないものとしては、ごはんと味噌汁、卵、野菜、牛乳です。ときには前日の夕食の残りものを食べることもあります。葉酸を摂取できる食品も積極的に摂るように心がけています。

また、毎朝必ず血圧と体重を測っています。ＢＭＩが22になるように意識していて、体重がいつもより重かったときは、昼食や夕食を少し減らすなどして調節します。ただし、減らすことはあっても食事を抜くことは絶対にしません。

やっていることとしては、これくらいでしょうか。健康法というほど大それたものではありませんが、逆にいえば健康的な生活を送るにはこの程度で十分なのです。

みなさんも、規則正しい生活を第一として、ダイエットをするときも無理のないペースで実践するように心がけてください。それが結果的にストレスの少ない毎日となり、よりよい人生へとつながります。

葉酸たっぷりレシピ

レシピ制作／小林真弓（管理栄養士・さかど葉酸プロジェクトチーム）

さまざまなお料理に
葉酸をとりいれて
おいしくヘルシーに！

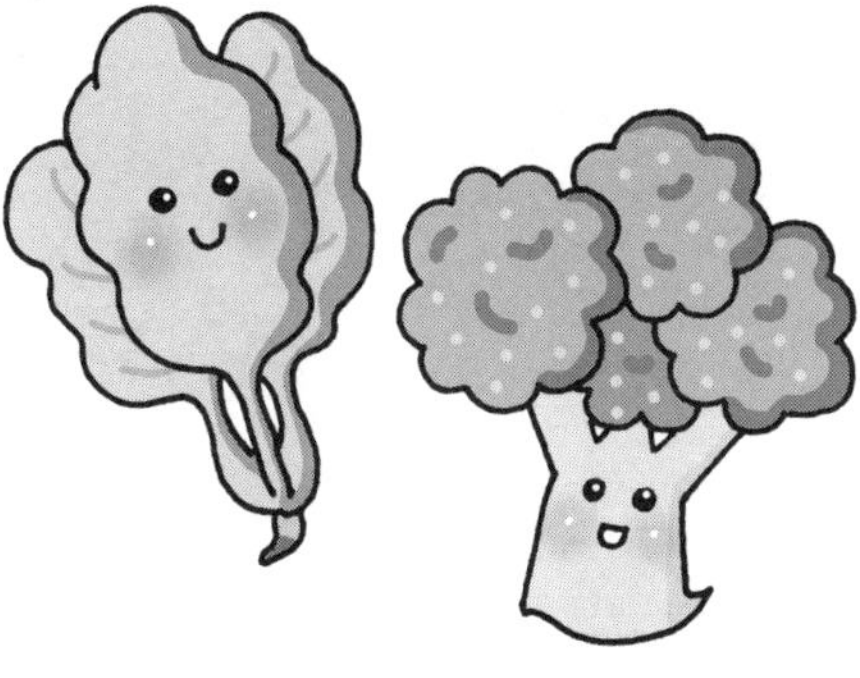

枝豆ご飯

1食あたりの葉酸 170μg

2人分

材料

米…1カップ（160g）

Ⓐ
- だし汁…1カップ（200g）
- 酒…大さじ1
- しょうゆ…大さじ½
- 塩…小さじ⅛

さやつきのゆでた枝豆（冷凍）…½袋（200g）

ちりめんじゃこ…大さじ2

つくり方

❶米を洗いザルに上げて水気を切る

❷炊飯器に①とⒶを入れ、炊く

❸枝豆はさやからはずしておく

❹炊けた②に③とちりめんじゃこを加えて混ぜ、蒸らす

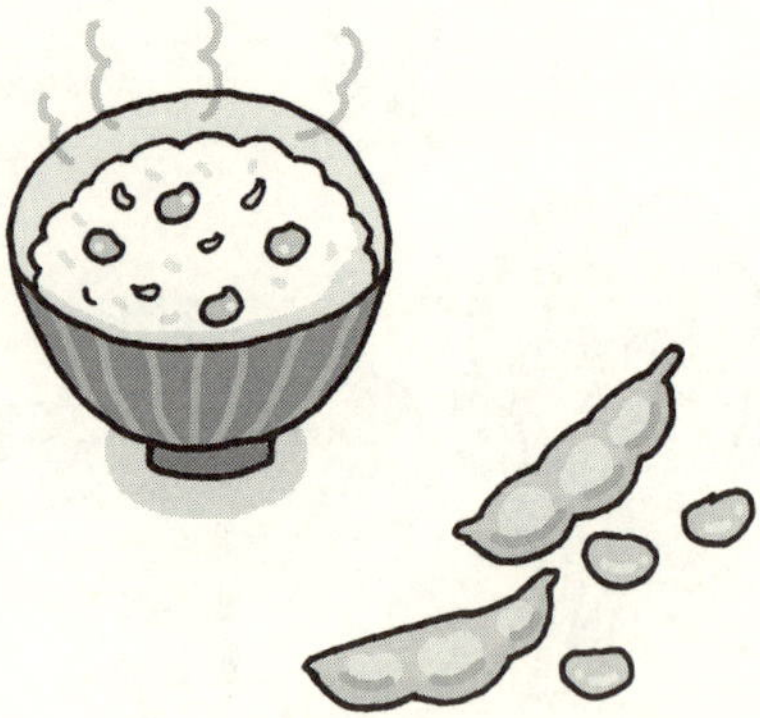

小松菜チャーハン

1食あたりの葉酸 190μg

2人分

材料

小松菜…6株（300g）
生にんにく（市販）…小さじ1
生しょうが（市販）…小さじ1
長ねぎ…⅑本（10g）
ごはん…お茶碗２杯（280g）
卵…１個（50g）
中華スープの素…小さじ1
サラダ油…大さじ½
ごま油…大さじ½
塩・黒こしょう・しょうゆ…各少々

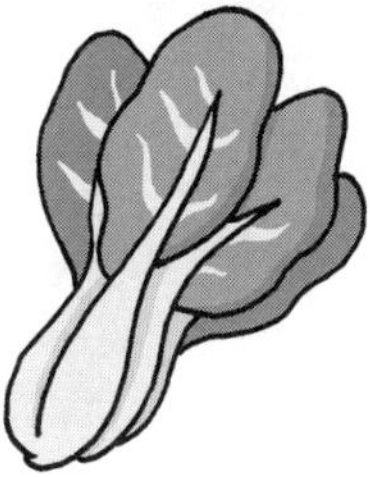

つくり方

❶小松菜を粗みじん切りにする
❷長ねぎをみじん切りにする
❸フライパンにサラダ油とごま油をひき、にんにくとしょうがと②を入れて、弱火で炒めて香りを立たせる
❹香りが立ったら強火にし、すぐに溶き卵とごはんを加える
❺ごはんをほぐしながら炒め、中華スープの素を加える
❻小松菜を加えて、炒めながらかき混ぜる
❼最後に、塩、黒こしょう、しょうゆで味をととのえる

鶏レバーと菜花のやわらか煮

1食あたりの
葉酸
710μg

2人分

材料

鶏レバー…100g
菜花…½把（50g）
★煮汁
　しょうが…½片
　酒…大さじ½
　砂糖…大さじ½
　みりん…大さじ1
　しょうゆ…大さじ1

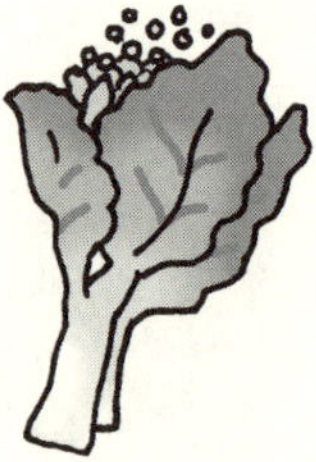

つくり方

❶レバーは脂肪と血の塊と血管を包丁で取り除く
❷①を1晩牛乳（分量外）に漬けおきし臭みを抜く
❸②を水洗いをする
❹たっぷりのお湯を沸かした鍋に③を入れて火を止め、10分間余熱で火を入れる
❺④を流水で洗う
❻しょうがの皮をむき、せん切りにする
❼煮汁の材料を鍋に入れ煮立たせ、⑤を入れて弱火で3分程煮てから、鶏レバーを取り出す
❽⑦の煮汁を煮詰めて火を止める
❾⑧に鶏レバーを戻して、味を含める
❿菜花はゆでて、端を落として2等分に切る
⓫器に⑨と⑩を盛りつける

鶏レバーとエリンギの赤ワイン煮

1食あたりの葉酸 670μg

2人分

材料

鶏レバー…100g
エリンギ…½パック（50g）
★煮汁
しょうが…½片
赤ワイン…50mℓ
水…50mℓ
砂糖…大さじ½
みりん…大さじ½
しょうゆ…大さじ½

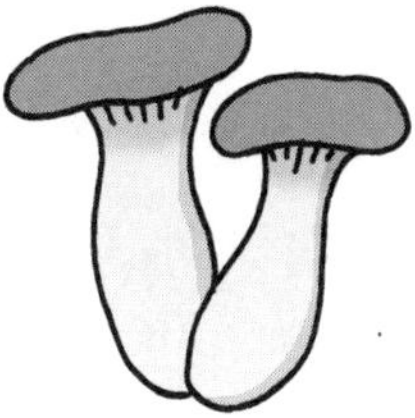

つくり方

❶レバーは脂肪と血の塊と血管を包丁で取り除く
❷①を１晩牛乳（分量外）に漬けおきし臭みを抜く
❸②を水洗いをする
❹たっぷりのお湯を沸かした鍋に③をサッととおし、冷水で冷やす
❺しょうがの皮をむき、スライスする
❻エリンギを２㎝長さに切り、幅広のものは２等分にする
❼煮汁の材料を鍋に入れ煮立たせ、④を入れて弱火で落としブタをして15分程煮る
❽⑦に⑥を加えて煮ていき、煮汁が煮詰まってきたら火を止める

牛肉とブロッコリーのオイスターソース炒め

1食あたりの葉酸 150μg

2人分

材料

牛もも薄切り肉…150g
ブロッコリー…½株（100g）
長ねぎ…½本（40g）
赤パプリカ…½個（60g）
Ⓐ
- 酒…大さじ3
- オイスターソース…小さじ2
- しょうゆ…小さじ½
- 塩・こしょう…各少々

サラダ油…大さじ1
ごま油…小さじ½

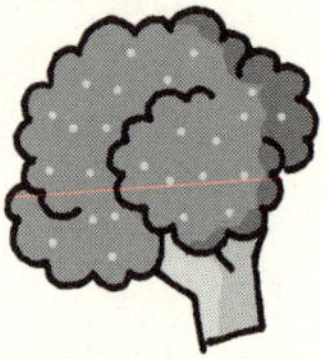

つくり方

❶牛肉は5㎝長さに切る
❷ブロッコリーは小房に切り、沸騰したお湯でゆでる
❸長ねぎは斜め切りする
❹赤パプリカは長さを半分にし、1㎝幅に切る
❺フライパンにサラダ油をひき牛肉を炒める
❻色が変わってきたら、長ねぎ、ブロッコリー、赤パプリカの順に加え炒めていく
❼全体に油がまわったら、Ⓐの合わせ調味料を加えて炒めていく
❽仕上げにごま油を鍋肌から入れ炒める

ブロッコリーとシーフード炒め

1食あたりの葉酸 270μg

2人分

材料

ブロッコリー…1株（200g）
冷凍シーフードミックス…150g
酒…小さじ１／塩…少々／片栗粉…小さじ１
赤パプリカ…¼個／長ねぎ…½本
すりおろししょうが…小さじ¼
サラダ油…小さじ２
Ⓐ
塩・砂糖…各小さじ¼
酒…大さじ1
オイスターソース…小さじ½
中華スープの素…小さじ¼
水…大さじ４
こしょう…少々
水溶き片栗粉…適量

つくり方

❶ブロッコリーは根元を切り落とし、小さく切り分けてゆでる
❷凍っているシーフードミックスに酒・塩で下味をつけ、片栗粉をまぶす
❸赤パプリカはヘタと種をとり、横に５㎜幅に切る
❹長ねぎは斜めに５㎜幅に切る
❺フライパンにサラダ油を入れ、長ねぎとしょうがを加え中火で炒めて香りが出たら、強火にして赤パプリカ、シーフドミックスの順に加えてさっと炒める
❻Ⓐの合わせ調味料を加え、煮立ったらブロッコリーを加え混ぜたら、水溶き片栗粉を加えひと煮立ちさせてトロミをつける
＊中華スープの素は、チキンコンソメなどでもOK

ミラノ風カツレツ

1食あたりの葉酸 200μg

2人分

材料

牛もも薄切り肉…４枚（200g）
ほうれん草…３株（150g）
バター…小さじ１
塩・黒こしょう…各少々
スライスチーズ…２枚（40g）
小麦粉…適量／卵…１個
粉チーズ…大さじ１／パン粉…適量
サラダ油…適量／クレソン…４g
★トマトソース
　トマトピューレ…大さじ２／水…大さじ２
　コンソメの素…小さじ½／バター…大さじ１
　塩・こしょう…各少々

つくり方

❶ほうれん草をゆでて、流水であくを抜き水気を絞る。２㎝の長さに切り、バターで炒め、塩、黒こしょうで味をつけて冷ます
❷牛肉に塩、黒こしょうで下味をつける
❸②を２枚重ねた中央に、スライスチーズ1枚、①のほうれん草を半量のせ、両端から肉をたたむ
❹小麦粉、粉チーズ入り溶き卵を交互に２回繰り返してつけ、パン粉を全体につける
❺フライパンにサラダ油をひき、中火できつね色になるまで両面を焼く
❻トマトソースをつくる。トマトピューレを火にかけ煮詰める。水、コンソメの素を入れ煮立ったら塩、こしょうで味をととのえ、バターを加えて仕上げる
❼器にカツレツを盛りつけ、⑥をかけクレソンを添える

1食あたりの葉酸 150μg

キャベツ入りレバーメンチカツ

2人分

材料

キャベツ…160g
塩…少々（塩もみ用）
Ⓐ
- 牛豚合挽肉…150g
- レバーペースト…60g
- 砂糖…小さじ2
- 塩・こしょう…各少々

玉ねぎ…¼個（50g）
卵…1個
小麦粉…適量
粉チーズ…大さじ1
パン粉…大さじ4
サラダ油…適量
★ソース
　ウスターソース…小さじ2
　トマトケチャップ…小さじ2
サラダ菜…4枚（16g）

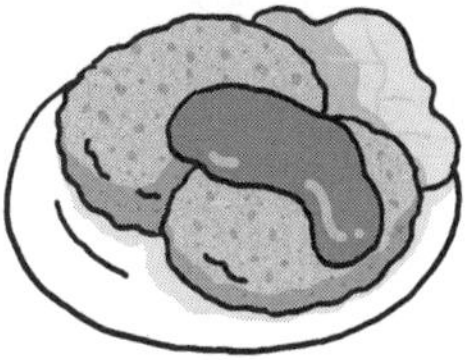

つくり方

❶キャベツはみじん切りにしてボールのなかで塩もみをしてから水洗いし、キッチンペーパーで包んで水気を絞る
❷Ⓐをボールに入れ、粘りがでるまでよく練り混ぜ、①と玉ねぎのみじん切りを加え混ぜ、4等分にして小判型にととのえる
❸②に小麦粉、粉チーズ入り溶き卵、パン粉の順につける
❹サラダ油で揚げる
❺ウスターソースとトマトケチャップを合わせてソースをつくる
❻器にサラダ菜をしき、④を盛りつけて⑤をかける

アスパラとほたてのバター炒め

1食あたりの葉酸 160μg

2人分

材料

グリーンアスパラ…4本(60g)
長ねぎ…½本(40g)
ホタテ(貝柱)…10個(300g)
バター…大さじ1・½(20g)
にんにくのすりおろし…小さじ2
しょうゆ…小さじ2
黒こしょう…少々

つくり方

❶グリーンアスパラの端を切り、かたい皮の部分(下半分)を皮むき器でむき、4等分に斜め切りしゆでる
❷長ねぎは斜め切りする
❸フライパンを中火にかけ、バターを入れ溶けたらにんにくを加える。香りが立ったらホタテを入れ炒め、①と②を加え炒める
❹仕上げにしょうゆと黒こしょうで味をととのえる

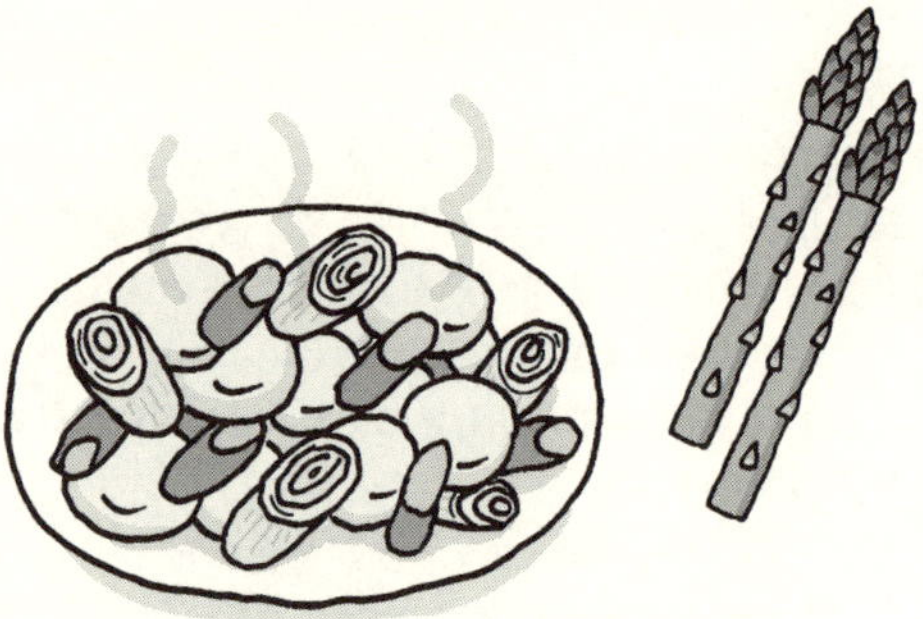

1食あたりの葉酸 150μg

にんにくの茎とえびのチリソース

2人分

材料

にんにくの茎…1把（160g）
えび（殻付き）…10尾（240g）
Ⓐ 塩…少々
　 片栗粉…少々
Ⓑ 塩・こしょう…各少々
　 片栗粉…小さじ1
サラダ油…適量
すりおろしにんにく…小さじ¼
すりおろししょうが…小さじ¼
豆板醤…小さじ⅙／サラダ油…小さじ2
★煮汁
　水…50g
　ガラスープの素…小さじ⅕
　トマトケチャップ…大さじ2
　砂糖・酢・しょうゆ…各小さじ½

つくり方

❶にんにくの茎は両端を切り、3㎝長さに切る
❷えびは殻と尾をむき、背ワタを取る
❸Ⓐでもみ洗いしてから、水洗いを2回し、水気をキッチンペーパーで拭き、Ⓑで下味をつける
❹フライパンにサラダ油をひき、中火で①を炒め取り出し、えびを1分程炒めて取り出す
❺フライパンをキッチンペーパーで拭き、サラダ油を入れ弱火でにんにく、しょうが、豆板醤を入れて香りが立つまで炒める
❻煮汁の調味料を加えて中火にし、煮立ったら、④を戻して混ぜ、ひと煮立ちさせる

わけぎとほたての辛味噌和え

1食あたりの
葉酸
160µg

2人分

材料

わけぎ…1把(100g)
ほたて(刺身用)…10個(300g)

Ⓐ
味噌…大さじ2
砂糖…大さじ1
みりん…大さじ1
酢…大さじ1
練り辛子…小さじ1

つくり方

❶わけぎはゆでて水洗いしたら、水気を切り3㎝長さに切る
❷ほたては軽く湯通しする
❸Ⓐの調味料で酢味噌をつくる
❹③に①②を加えて和える

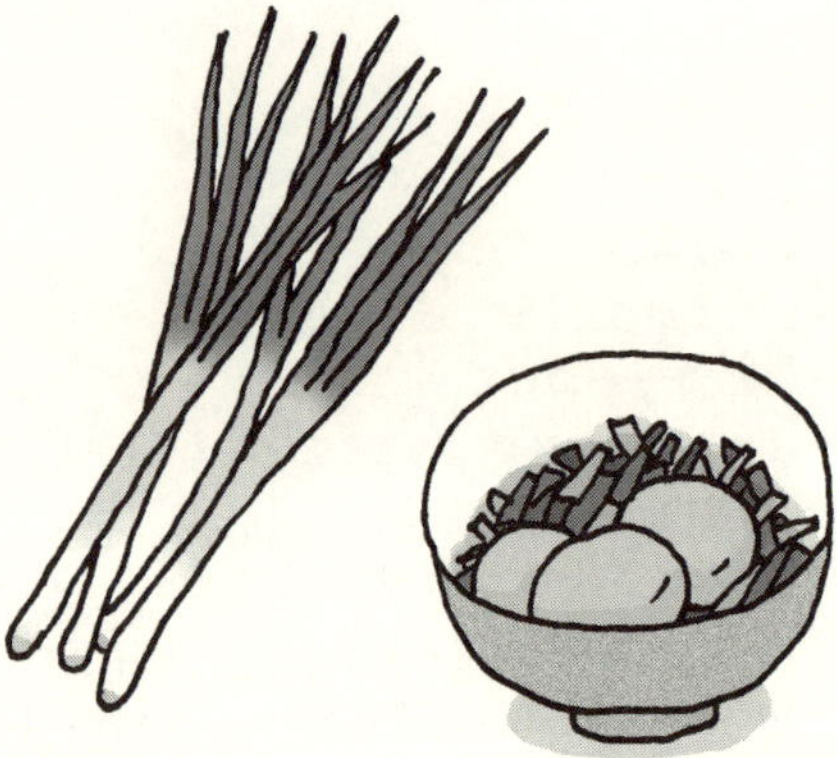

1食あたりの葉酸 170μg

きくらげとモロヘイヤの卵炒め

2人分

材料

きくらげ（乾燥）…10g
モロヘイヤ…１把（100g）
卵…２個
長ねぎ…２㎝(20g)
すりおろししょうが…小さじ１
サラダ油…小さじ２
Ⓐ
- オイスターソース…大さじ１弱
- しょうゆ…大さじ１
- 砂糖…小さじ１

片栗粉…小さじ１
水…大さじ２

つくり方

❶きくらげを水で戻し、裏の固い部分だけを切り落とし、あとは適当な大きさに切る。
❷モロヘイヤは、３㎝長さに切る
❸長ねぎをみじん切りにする
❹フライパンを熱しサラダ油小さじ１を入れ、卵でいりたまごをつくり、いったん取り出す
❺フライパンにサラダ油小さじ１を追加し、長ねぎとしょうがを炒め香りが立ってきたら、きくらげを炒め火が入ったらモロヘイヤを入れサッと混ぜ、❹を戻し入れる
❻Ⓐの合わせ調味料をまわし入れ、全体にからめる
❼水溶き片栗粉をまわし入れとろみをつける

豚肉とほうれん草のごま和え

1食あたりの葉酸 230μg

2人分

材料

しゃぶしゃぶ用豚もも肉…60g
酒・塩…各少々
ほうれん草…４株（200g）
しょうゆ…小さじ½
Ⓐ 白すりごま…大さじ２
　砂糖…大さじ１
　しょうゆ…大さじ１

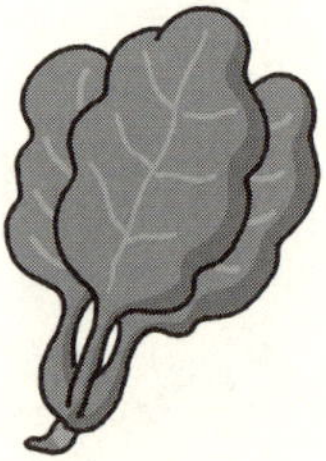

つくり方

❶豚肉は酒・塩を入れた熱湯に入れて、ほぐしながらゆでる
❷豚肉の色が変わったらザルに上げて水気を切り、ひと口大に切る
❸ほうれん草をゆで、流水であく抜きし、軽く水気を絞る。４㎝長さに切り、しょうゆをからめ水気を絞る
❹Ⓐの調味料をよく混ぜる
❺④に②と③を加えて和える

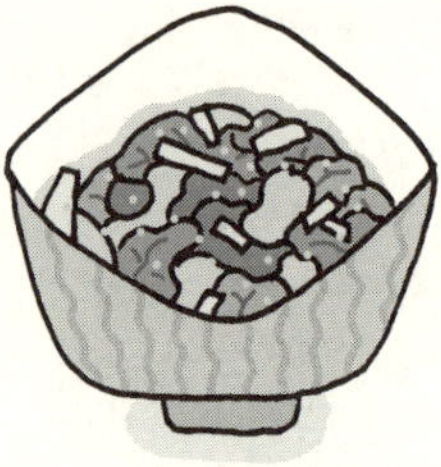

1食あたりの
葉酸
220μg

ブロッコリーと卵のグラタン

2人分

材料

卵…２個
ブロッコリー…１茎（200g）
バター…大さじ½
塩・黒こしょう…各少々
★ホワイトソース
　バター…大さじ１
　小麦粉…大さじ２
　牛乳…250g
　塩…小さじ⅕
　黒こしょう…少々
サラダ油…適量
ピザ用チーズ…40g

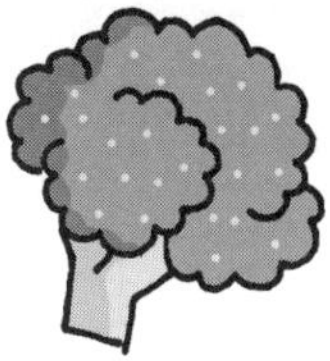

つくり方

❶ゆで卵をつくり、縦に４等分に切る
❷ブロッコリーは食べやすい大きさの小房に切りゆでる。フライパンにバターを溶かし、ブロッコリーを炒め、塩、黒こしょうで味をつける
❸ホワイトソースをつくる。バターを溶かし、小麦粉を弱火でさらっとするまで３〜4分炒める。火からおろして、ダマにならないよう温めた牛乳を少しずつ加えてのばしてから、再び火にかけて少しトロミがつくまで煮詰め、塩、黒こしょうで味をととのえる
❹グラタン皿にサラダ油を塗り、②と①を盛りつけ、③をかけ、ピザ用チーズをのせる
❺200度のオーブンで10〜15分焼く

モロヘイヤ納豆のいくらのせ

1食あたりの葉酸 150μg

2人分

材料

納豆…1パック（50g）
モロヘイヤ…½把（60g）
ごま油…小さじ½／添付たれ…1袋
いくら…20g

つくり方

❶モロヘイヤをゆでて水洗いしたら、水気を切り2㎝長さに切る
❷納豆とごま油と添付たれをよく混ぜる
❸①と②をざっくりと混ぜる
❹いくらをのせる

菜花とエリンギのサラダ

1食あたりの葉酸 150μg

2人分

材料

菜花…1把（100g）
エリンギ…中1本（50g）
赤パプリカ…¼個（35g）
★ドレッシング
　市販のごまドレッシング…大さじ1
　オイスターソース…小さじ½

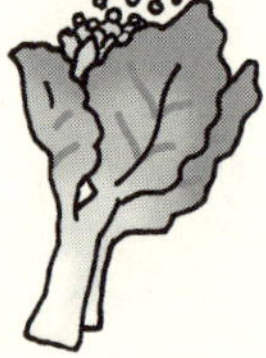

つくり方

❶菜花は根元を切り、熱湯でゆでてザルに上げ、3㎝の長さに切る
❷エリンギは食べやすい長さに切り、フライパンで焼く
❸赤パプリカは種を取り、せん切りにする
❹ボールにドレッシングの調味料を入れて混ぜ、①②③を加えて和える

ほうれん草のチーズ白和え

1食あたりの 葉酸 180μg

2人分

材料

ほうれん草…5〜7株(150g)
チーズ…20g
★白和え衣
　木綿豆腐　1/3丁(110g)
Ⓐ
　白すりごま…大さじ2
　砂糖…大さじ1・1/3
　塩…小さじ1/6
　しょうゆ…少々

つくり方

❶ほうれん草をゆでて、水洗いし3〜4㎝に切り、水気を絞る
❷チーズを5㎜角に切る
❸木綿豆腐を10等分に切り、沸騰しているお湯で3分ゆで、ザルにあけスプーンで崩し5分程水切りをする
❹ボールにⒶの調味料を入れよく混ぜておく
❺④に③を加え、よく混ぜて白和え衣をつくる
❻⑤に①と②を加え、和える

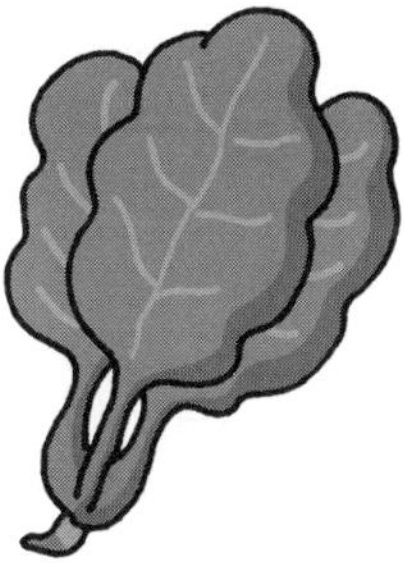

水菜のじゃこサラダ

1食あたりの葉酸 220μg

2人分

材料

水菜…１袋（300g）
ちりめんじゃこ…大さじ２
Ⓐ
- 酢…大さじ１／しょうゆ…小さじ½
- 黒こしょう…少々

ごま油…大さじ１／味付けのり…２枚

つくり方

❶水菜は根元を切って３㎝長さに切り器に盛る
❷水菜にⒶの合わせ調味料をかける
❸中火で熱したフライパンで、ちりめんじゃこをカリカリになるまで炒り、②に盛る
❹小さなフライパンにごま油を入れ中火にかけ、少し煙が出てきたら③にかける
❺味付けのりを細かくちぎってかける

枝豆のペペロンチーノ

1食あたりの葉酸 160μg

2人分

材料

さやつきのゆで枝豆（冷凍）…½袋（200g）
Ⓐ
- オリーブ油…大さじ２／一味唐辛子…ひとつまみ
- すりおろしにんにく…小さじ１
- 塩…ひとつまみ

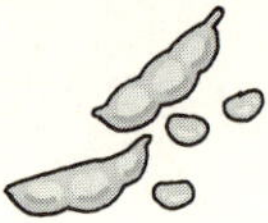

つくり方

❶フライパンにⒶの調味料を入れ、香りが立ってきたらさやつきのまま枝豆を加えて炒める
❷器に盛り、さやから出していただくルがとろりと乳化したら火を止める

豆腐ずんだもち

1食あたりの葉酸 170μg

材料
さやつきのゆで枝豆（冷凍）…½袋（200g）
はちみつ…大さじ１　白玉粉…50g
絹ごし豆腐…¼丁（75g）

つくり方

❶枝豆はさやからはずし、薄皮をむき、すりばちですりつぶし、はちみつを加えてさらにすりつぶし、ずんだあんをつくる
❷豆腐の水気を切り、白玉粉と混ぜて耳たぶくらいの固さまで水を加えていく
❸②を16個に丸め、真ん中を軽くつぶす。沸騰したお湯に入れ、浮いてきたら冷水にとる
❹③の水気を切り器に盛ったら、①をかける

葉酸たっぷりの納豆和えレシピ

納豆は1パックに葉酸50μg！手軽に和えて葉酸強化

納豆1パックの葉酸 50μg

●オクラおろしの納豆和え

材料
●納豆…1パック　●大根…50g　●オクラ…２本（20g）
●添付たれ…１袋　●しょうゆ…小さじ１
●白いりごま…小さじ１（2.4g）

つくり方

❶大根をおろし、水気を切る
❷オクラは塩で板ずりしてサッとゆで、小口切りにする
❸納豆と添付たれとしょうゆをよく混ぜる
❹③と①②をざっくりと混ぜる
❺白いりごまを振る

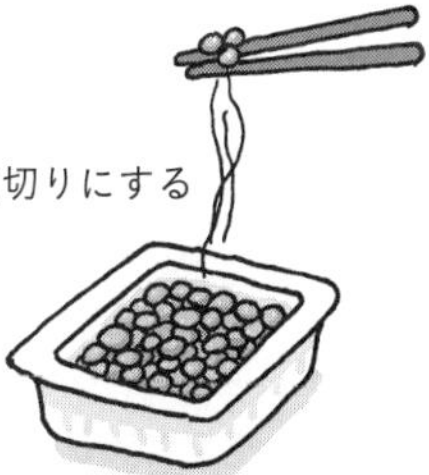

●ほうれん草とザーサイの納豆和え

材料
●納豆…1パック ●ほうれん草…３茎 (50g)
●ザーサイ漬…10g ●添付たれ…１袋
●添付からし…１袋 ●ちりめんじゃこ…小さじ１(2g)

つくり方

❶ほうれん草をゆでて水洗いしたら、水気を切り２㎝の長さに切る
❷ザーサイ漬はせん切りにする
❸納豆と添付たれと添付からしをよく混ぜる
❹③と①②をざっくりと混ぜる
❺ちりめんじゃこを盛りつける

●ほうれん草とごま昆布の納豆和え

材料
●納豆…1パック ●ほうれん草…３茎 (50g)
●ごま昆布…10g ●添付たれ…１袋
●添付からし…１袋

つくり方

❶ほうれん草をゆでて水洗いしたら、水気を切り２㎝の長さに切る
❷納豆と添付たれと添付からしをよく混ぜる
❸②と①とごま昆布をざっくりと混ぜる

●モロヘイヤの納豆和え

材料
●納豆…1パック ●モロヘイヤ…½把 (50g)
●ごま油…小さじ½ ●添付たれ…１袋
●添付からし…１袋 ●かつお節…0.5g

つくり方

❶モロヘイヤをゆでて水洗いしたら、水気を切り２㎝の長さに切る
❷納豆とごま油と添付たれ、添付からしをよく混ぜる
❸②と①をざっくりと混ぜる
❹かつお節をかける

●野沢菜の納豆和え

材料
●納豆…1パック　●野沢菜漬け…１茎（40g）
●ベーコン…１枚（20g）　●ごま油…小さじ½

つくり方

❶野沢菜漬け、ベーコンを粗みじん切りし、ごま油で炒める
❷納豆をよく混ぜる
❸②と①をざっくりと混ぜる

●キャベツマスタードの納豆和え

材料
●納豆…1パック　●キャベツ…½枚（30g）
●添付たれ…１袋　●粒マスタード…大さじ１

つくり方

❶キャベツをゆで、水気を切りざく切りにする
❷納豆と添付たれと粒マスタードをよく混ぜる
❸②と①をざっくりと混ぜる

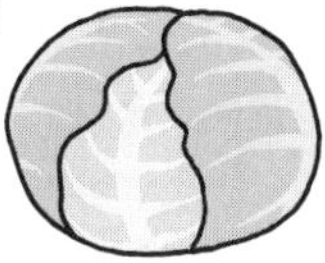

●磯部アボカドの納豆和え

材料
●納豆…1パック　●アボカド…¼個（30g）
●のり佃煮…大さじ¼（５g）　●添付たれ…１袋

つくり方

❶アボカドを角切りにする
❷納豆とのり佃煮と添付たれをよく混ぜる
❸②と①をざっくりと混ぜる

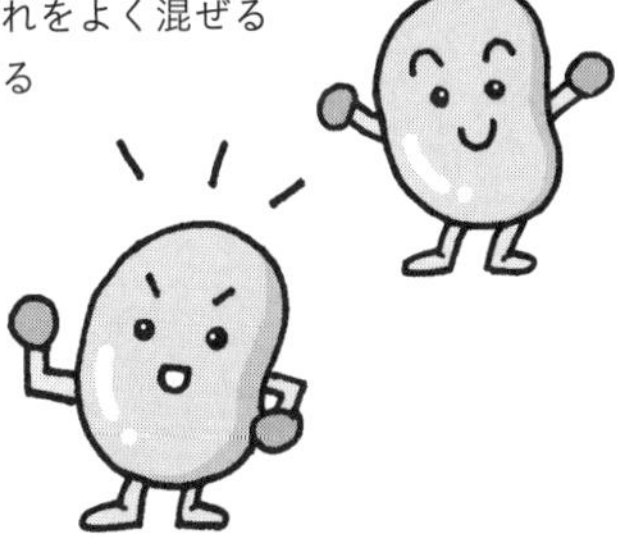

あなたの健康寿命は「葉酸」で延ばせる

脳梗塞・認知症を遠ざける最強ビタミン

著者　香川靖雄

２０１９年３月20日　初版発行
２０２０年３月10日　２版発行

香川靖雄（かがわ・やすお）
女子栄養大学副学長。自治医科大学名誉教授。栄養科学研究所所長。１９３２年東京都生まれ。57年東京大学医学部卒業。聖路加国際病院、東京大学医学部生化学教室助手、米国コーネル大学生化学分子生物学客員教授、自治医科大学生化学教授などを経て、現職。著書に『時間栄養学』『香川靖雄教授のやさしい栄養学』（女子栄養大学出版部）など。

発行者　佐藤俊彦
発行所　株式会社ワニ・プラス
〒１５０－８４８２
東京都渋谷区恵比寿４－４－９　えびす大黒ビル７Ｆ
電話　０３－５４４９－２１７１（編集）
発売元　株式会社ワニブックス
〒１５０－８４８２
東京都渋谷区恵比寿４－４－９　えびす大黒ビル
電話　０３－５４４９－２７１１（代表）
編集　株式会社Ａ・Ｉ／小川裕子／西澤直人
レシピ制作　小林真弓（管理栄養士／さかど葉酸プロジェクトチーム）
協力　坂本香織（女子栄養大学）
装丁　橘田浩志（アティック）／柏原宗績
本文デザイン・DTP　平林弘子
印刷・製本所　大日本印刷株式会社

本書の無断転写・複製・転載・公衆送信を禁じます。落丁・乱丁本は㈱ワニブックス宛にお送りください。送料小社負担にてお取替えいたします。ただし、古書店で購入したものに関してはお取替えできません。
©Yasuo Kagawa 2019

ISBN 978-4-8470-6145-5
ワニブックスＨＰ　https://www.wani.co.jp